U0070587

陳詠德◎著

吃對了，你就是老中醫

原書名：老中醫教你越吃越健康

Learn to be a Traditional Chinese Physician in the Kitchen

編輯序

在讀書的時候，我就知道陳詠德博士的大名。當時，他在報刊上寫中醫藥、養生保健類的文章，我的父母每期必看，看過後還要剪下來貼到一本大冊子上，以備隨時查用。兩個人那副「陳詠德忠實讀者」的神情，還被當時正在上國中的我取笑：「拜託，用不用那麼虔誠啊！什麼養生食譜、保健食療哦？那是老人家才看的東西嘛！」

十多年後，我也成了國中女生眼裡的「老人家」——白天在職場疲於奔命，晚上回家還要照顧先生和小孩，常常感覺精力不濟，有時還會因為壓力大而肝火上升，在家裡上演河東獅吼。一天，台中的父母寄來一本厚重的冊子。我收到後，疑惑地展開一看——原來是一本影印的剪報冊。翻幾頁，便發現全是陳詠德博士的專欄文章。為了方便我查閱，父母精心地將剪報分了類：四季食補和食療歸為一類，針對一些病症的偏方食譜歸為一類，針對不同人群的保健食譜歸為一類，還有一張食物相克匯總表……

在冊子裡，他們還夾了一張紙條，上面寫著——

「親愛的女兒，這是爸爸媽媽多年收集的陳博士的文章，想著應該能幫你解決一些生活中的問題。你小的時候，我們就是依據這些文章上講的知識來調理你們倆兄妹的飲食，只是你們不知道。現在，你也過了而立之年，要一邊工作一邊照顧家庭，平時又不注意食療保健，一定會有些健康方面的困擾。爸爸媽媽年紀大了，不能過去幫你，只好授人以漁，將這本剪報冊寄給你。請你一定照著上面寫的去做，每天都要吃得健康哦。」

這一次，我沒有再取笑他們，而是乖乖聽話、照做。結果，不到三周的時間，我發現不但自己感覺很有精神，連先生和小孩也健康到神氣活現的地步。這才知道當年賢的是父母、愚的是我。這也證明了另一個事實：陳永德博士的醫學功底是實實在在的，經得起大家的實踐檢驗。

如今，陳詠德博士憑著深厚的醫學功底和生花的妙筆，已成為臺灣「最能寫的中醫大師」了。當年被年少無知的我嘲笑的「老人家才看的東西」，也已經陸續結集出版好幾本了。

機緣巧合，我所在的公司有幸簽下陳博士的這一本食療專著，並由我來做責任編輯。在整理稿件過程中，又驚喜地發現很多文章和父母剪報冊上的相同。我索性就按那上面的分類為大綱，將全書分為「春夏秋冬的四季食療」、「居家常用保健食療」、「居家常用偏方妙方」和「健康食療知識」四章，每章下再依據相關的主題進行分類、整合，於是，就有了現在這本書。

我將這本書與我家的淵源講給陳博士聽，他很感動，也為自己的文章能幫到別人而高興。他答應我，書印出來後，要送簽名本給我的父母，感謝他們這麼多年的信任和支援。

所以，本書不僅是陳詠德博士跨越十多年光陰的著作，也是我的父母用十多年時間驗證過的充滿關愛的食療寶典。希望更多的讀者能像我和我的家人一樣，從中獲益，每一天都活得健康、平安。

序文

讓自己越活越健康

養生保健，不是老人家的專利，而是每個年齡層的人都需要用心規劃認真執行的。

我很慶幸，因為祖父與父親的關係，讓我有機會自小接觸中醫學，並在其中獲得健康的身體。

進入耳順之年後，偶爾回到台灣聊到年齡話題時，總有人驚訝於我怎會看起來比實際年齡年輕那麼多。我想，除了我在日本生活多年，飲食上使用比較多的自然食材與烹調上的少油有關外，更重要的是：我喜歡順應季節搭配中藥材入菜。

早在二十世紀初期，大科學家愛迪生就斷言：「未來的醫生將不再給病人藥物，而是引導病人關注人類本身飲食的營養以及疾病的起因和預防。」事實也恰好證明了他的這一說法。時至今日，相對於疾病的治療而言，人們關心的重點已經轉移到如何防治疾病、維持身體健康。

要防治疾病、維護健康，正確的飲食習慣不可少。作為中華民族的傳統養生方法，食物養生的歷史已經很久了。有關食物養生的最早記載，便是來自於被奉為廚師祖師爺的彭祖的「雉羹」。壽長八百歲的傳說雖然很誇張，但彭祖的長壽無疑是個事實。這位中華烹飪第一人，以自身的長壽證實了食物養生的奇效，由此可見，正確的飲食保健絕對是養生的第一要旨。而現代科學研究也證實，不同食物中的營養物質，對於人體能量的提供、生命的維持以及疾病的預防，有著藥物所不可替代的作用。天然的食療養生，是最有效、最簡單、最「綠色」的養生保健方式。

身為一個中醫師，我有責任將自己的專業知識與多年來自己的養生保健經驗分享給每一位想要健康的朋友。

健康是幸福和生命的基礎，飲食是健康的最重要根源。在中華民族傳統的養生文化中，歷來講究順應時節，天人合一，中國人早已經依據人們的不同體質、不同年齡、不同群體，乃至不同季節、不同地理條件，研究出了相應的養生保健方法，真正做到對症下藥，有的放矢，維持營養吸收的均衡充足。

本書正是在這五千年中華醫學的基礎上寫就的。特意為您擷取了博大精深的中醫養生方中最實用也最好用的部分，著重介紹食物本身的食療營養效果，告訴您不同季節、不同年齡與族群的養生法則，一些時令食品的飲食禁忌、營養含量和科學食用方法，以及許多常見小疾病的偏方驗方，讓您的飲食結構更加科學合理，生活習慣更加綠色健康，給您帶來最豐富的食療知識、最低廉的養生成本、最幸福的生命期待，讓您從此告別醫生，依靠自己的雙手來掌握健康。

第三節　秋季食補和食療／110

第二章　居家常用保健食療

第三章　居家常用偏方妙方

第四章　健康食療知識

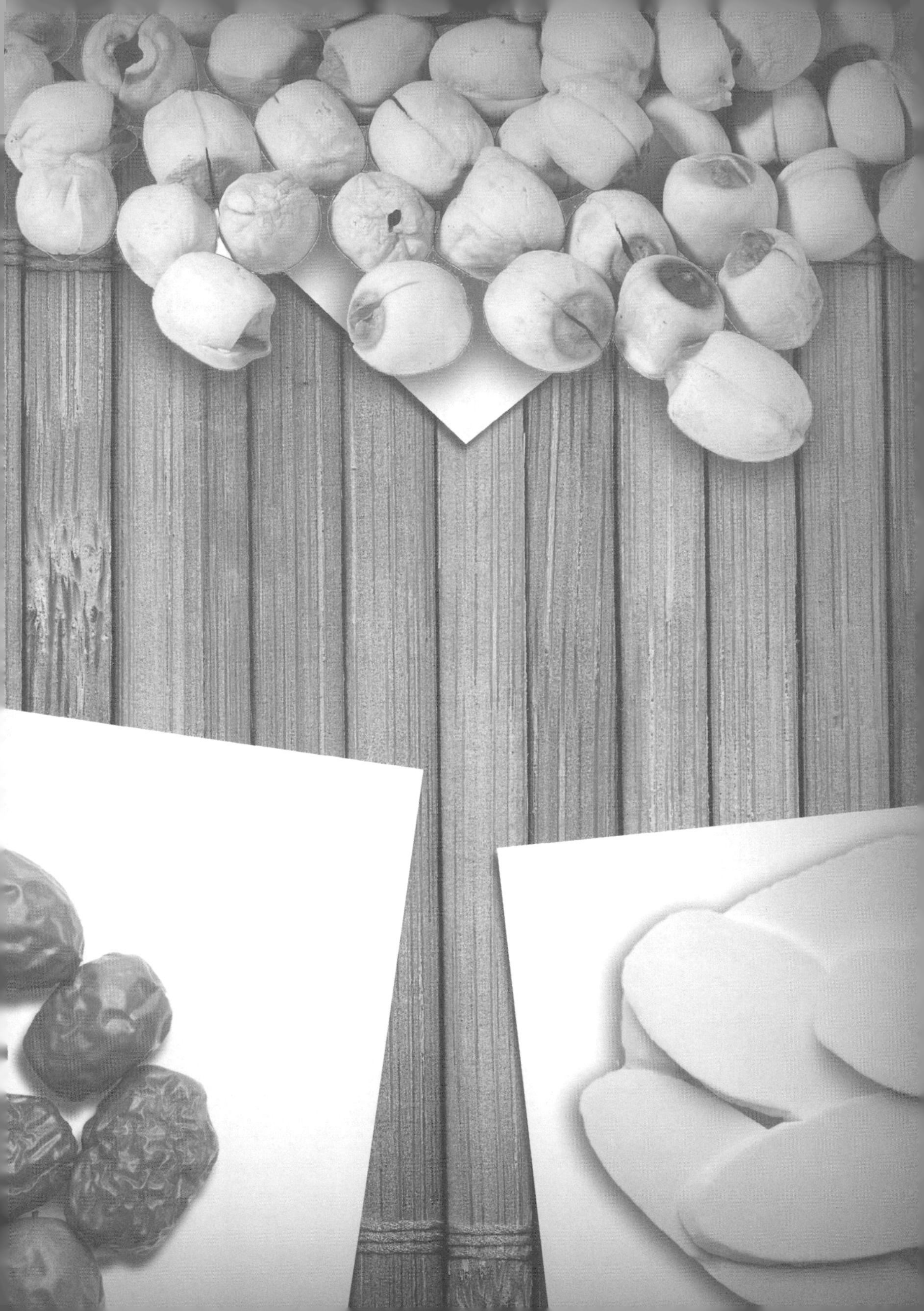

第一章

春夏秋冬的四季食療

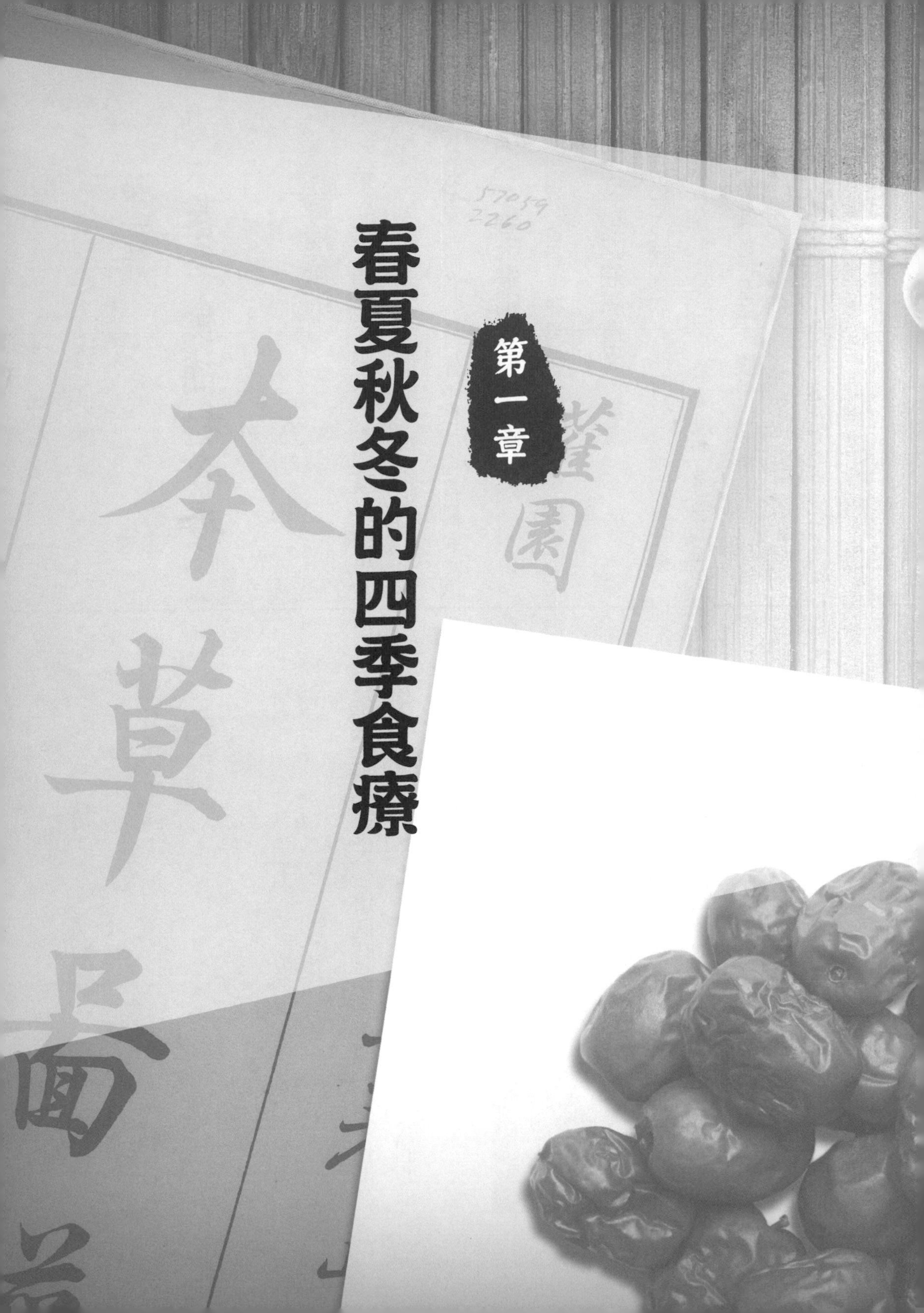

第一節 春季食補和食療

1、春補要則

寒冷陰沉的冬天過去了，迎接來的是萬物復甦、生機盎然的春天。這個時候，人體的陽氣也開始升發，人體內的生理環境，也開始由「冬天」向「春天」轉變。因此，在春季的飲食中，我們要把握春季氣候的良好條件，根據自身體質，適當進行食補，以便祛病健身。

第一，春天進補要「補陽」

也就是說，在食品選擇上，多進食一些平補陽氣的食品。

第二，少吃油膩食品

少吃油膩食品，能有效減輕腸胃負擔，促進消化，還能有效增強脾胃功能。春季飲食中，葷菜以補益為主，多吃魚肉、雞肉、牛肉和豬瘦肉等，最好交替食用，避免過於單一。

第三，多吃溫熱和清淡的食品

春天氣溫升高，天氣轉暖，但是風多雨多，寒氣和濕氣依然十分嚴

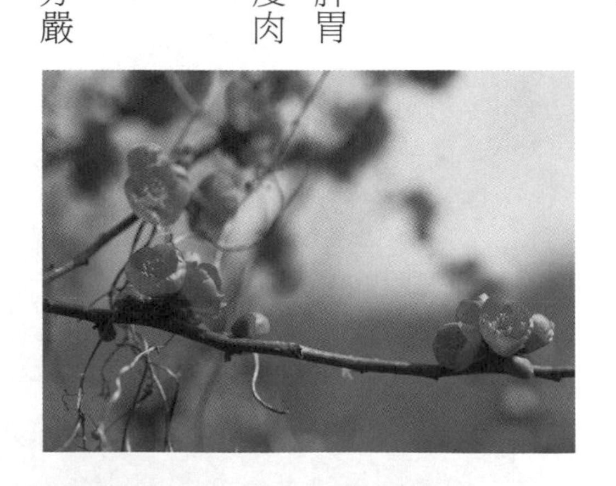

重。所以還應該適當進食一些溫熱的食品，以便幫助人體驅除風寒、抵禦風濕邪氣的侵襲。同時，春季氣溫變化較大，肝臟氣最旺，易出現脾胃虛弱等病症，而清淡食品具有祛濕溫陽的作用，能益氣健身，有助於祛濕健脾，驅寒暖體，是春季的進食佳品。

第四，少酸多甘

唐朝著名醫學家孫思邈在其所著的中醫典籍中指出：「春七十二日宜省酸增甘，以養肝氣」；明朝著名戲劇家高濂對飲食也頗有研究，他在《遵生八箋》中認為：「當春之時，食味宜減酸增甘，以養脾氣」。這充分說明了在春季肝火旺盛的時節，要多吃甘甜食品，少吃酸味食品。

從中醫學角度而言，春天肝氣過旺，很容易沖剋脾胃。所以，要抑制肝氣，增加脾胃的功能，才能達到肝臟和脾胃的健康平衡。肝喜酸，脾喜甘。因此，在春季堅持少酸多甘的飲食原則，能有效抑制肝氣，補益脾胃，是最科學最有效的食療進補方法。

春季肝氣過旺容易引發肝病，所以也要注意進補一些動物肝臟，比如雞肝、豬肝和羊肝等。

第五，多吃蔬菜

經歷了新鮮蔬菜缺乏的整個冬季，人體普遍缺乏維生素。所以春季應該多吃新鮮蔬菜，以補充體內的維生素含量。茭白筍、萵苣、菠菜、青江

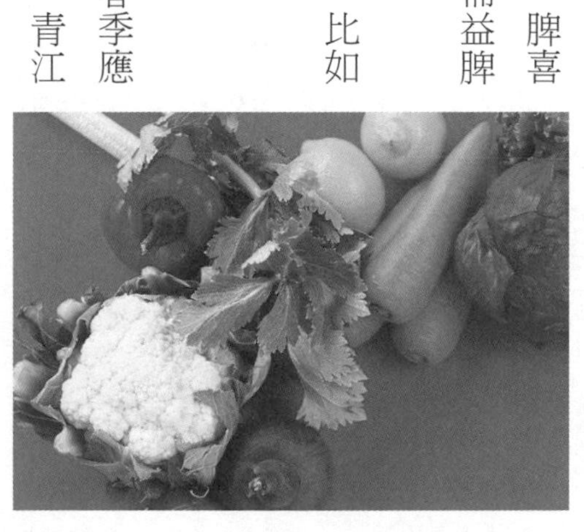

菜、茼蒿、芹菜、薺菜、四季豆、香椿、韭菜、春筍、菜薹、莧菜、豌豆苗等，都是春天宜吃的新鮮蔬菜。

第六，不同體質的進補原則

（1）春季是胃及十二指腸潰瘍病的易發季節。有此類病症或者病史的患者，春季飲食要避免進食含肌酸和嘌呤鹼等豐富的食品，比如動物內臟、牛肉湯、魚湯、雞湯和菠菜、豆類、刺激性調味品，以免增加腸胃負擔。

（2）春季也是老年慢性氣管炎的易發季節。有此類病症或者病史的人，要多吃清淡食品和補腎養肺、健脾祛痰的食品，比如蜂蜜、紅棗、枇杷、核桃、橘子、蓮子、梨、百合等，都有助於減輕症狀。飲食宜清淡，忌食海腥、油膩食物，少吃刺激性食品和過甜、過鹹食品，魚類、肉類也要少吃。

（3）陰虛內熱的老年體質類型者，春季清補最適宜。多吃具有清熱祛火的偏涼食品，有助於增強體質。比如梨、蓮藕、薺菜、百合、甲魚、螺螄等。

（4）病後痊癒恢復期的老年患者，以及正在生病的患者，春季飲食要以清涼素淨為主，多吃容易消化、味鮮可口的食品，比如青江菜泥、白米粥、赤豆粥、肉鬆、薏仁粥、蓮子粥等。少吃或者不吃油炸、生冷或者太甜的食品，避免刺激損害腸胃。

第七，下列體質者，尤其要重視春補

（1）有早衰跡象的中老年人。
（2）身患各種慢性病、體質虛弱者。
（3）曾經在春天有過哮喘病，而現在尚未發作者。
（4）臉色枯黃、腰痠腿痛、精神委靡不振或者頭腦眩暈者。
（5）在春季著涼受寒容易感冒者。
（6）夏季身體低熱，或者疰夏者（疰夏主要症狀為：四肢無力、胸悶氣憋、胃納欠佳、精神委靡、日漸消瘦、出汗較多、大便稀薄和微熱嗜睡）。

如果有上述病症的患者，尤其是中老年患者，可採用平補飲食來進行春補。薏仁、蕎麥等穀類，橘子（包括金桔）、蘋果等水果，豆漿、紅豆等豆類，以及芝麻、核桃等，都具有平補效果，可以長期食用。上述食品也適用於血虛氣虛、陰虛陽虛的體質人群食用。

養生提示：春季健康五禁忌

第一，不要急於減衣物

從古至今就有「春捂秋凍」之說，春天天氣乍暖還寒，反覆無常。所以，嚴冬雖然過去，但不可因為一時的氣溫升高而驟然減衣。過早減去冬衣，很容易遭受寒涼，傷及肺部，引發呼吸系統疾病。古語中有「二月休把棉衣撇，三月還有梨花雪」、「吃了端午粽，再把棉衣送」的說法，也都充分說明了「春捂」的重要性。

除了衣服之外，被褥也不要一下子減薄。氣溫驟降，身體遭受外界寒流，會導致血管痙攣、血液流動速度變慢、血液黏稠度提高，進而致使臟器缺血。一些病症比如哮喘、偏頭痛、感冒、氣管炎、肺炎、關節炎、冠心病等也會趁虛而入。

因此，堅持「春捂」，是春季養生的第一要務。

第二，春睏久臥莫無度

常言道「春睏秋乏」，在春天人們容易困倦想睡，尤其是中老年人，喜歡早睡晚起。但是從健康養身角度而言，睡眠過久躺臥過多，都不是好習慣。常言道「久臥傷氣」，沒病的人也會躺出病來。長久躺臥，會導致氣血運行不通暢，新陳代謝能力下降，進而誘發各種疾病。

在春天有「踏青」之說，其實也蘊含了養生保健的常識。春天到來萬物復甦，空氣十分清新，出去走一走，多運動，呼吸新鮮空氣，有助於強健身體，消除疲乏。

第三，不要飲食過度

春天到來，各種新鮮的食品蔬菜上市。在飲食方面要根據自己的體質合理飲食。尤其是中老年人，不要進食過於油膩和過於寒涼的食品，對於生冷食品更要謹慎。因為春季多風多雨多濕，忽冷忽熱。進食寒涼食品或者生冷食品，很容易刺激腸胃引發疾病，而且還會造成外寒和內寒交織，引發各種疾病。有胃寒症狀的人要多喝薑湯水，以便預防感冒，溫暖脾胃和抵禦早春的寒氣濕氣。

第四，情緒要穩定

感時花濺淚，恨別鳥驚心。早春天氣冷暖不定，而且還要謀劃一年的生計，很容易引發傷春之悲感。尤其是一些中老年人，春天的景象和逝去的年華成了反差，會感到失落和傷懷。情志失調對健康影響很大，對於養生也十分不利。一旦過於悲哀傷感，外邪和疾病很容易趁虛而入，造成身體疾患。所以無論在春天還是在其他季節，一定要保持平和樂觀的心態。心情舒暢是養生健康的重要保障。

第五，不要過度勞累

春天各種細菌滋生，是各種傳染病多發的季節。如果過度勞累，病菌也會趁虛而入，很容易造成感染。尤其是中老年人，免疫力差，更要注意勞逸結合，避免疲勞過度。

2、鹼性食品解「春睏」

擺脫嚴冬，迎接生機勃勃的春天，人們感覺身體舒展自然了很多。但是，隨之而來的春睏，也苦惱著不少人。有養生專家提醒，適量運動、科學休息以及多吃鹼性食品，能有效緩解「春睏」。

春睏的主要表現是手腳無力、頭暈腦脹、老想睡覺、做什麼都打不起精神來等。春季忽冷忽熱，天氣溫度變化很大。過度的氣溫波動致使人體全身器官反應不及，內臟、體表以及血管因為溫度的不同而驟然擴張或者驟然收縮，體表聚集了大量血液，造成腦部供血不足。腦部缺血繼而引發腦部缺氧，進而感覺頭暈腦脹手腳無力，做什麼事情都沒有精神，也就形成了「春睏」現象。

儘管「春睏」屬於一種整體性的現象，但是，體質差或者有心血管疾病的群體，受春睏的影響最大。尤其是心血管患者，由於血液循環不暢通、血管情況欠佳以及腦部缺氧比較嚴重，春睏的持續時間長，反應也大。

透過科學的飲食調理，可以有效對抗春睏。

第一，多吃鹼性食品，能中和體內酸性，消除疲勞。

第二，多吃富含蛋白質的食品，比如花生、雞肉、牛奶、雞蛋、豆製品和魚類等。

第三，在飲食規律上要少酸多甘、不吃或者少吃寒涼油膩和黏滯食品。

第四，少飲或者不飲酒。

第五，要注意增加維生素C和維生素B等的攝取。

第六，堅持吃早餐。不吃早餐會導致人體營養不足、大腦缺糖，很容易困倦想睡。所以，一個雞蛋搭配一片麵包，再喝上一杯牛奶，另外多吃一些蔬菜和水果，這樣的早餐簡單並且營養豐富，能夠維持人體的營養供應。

第七，一日三餐不要進食過飽，否則會加重腸胃負擔，人也很容易困倦想睡。

下面介紹對抗春睏的食療方法：

●五花茶

材料：菊花和槐花各10克，木棉花、蛋花和金銀花各15克。

做法：將上述材料溫水浸泡後洗淨，一起加水適量煎湯，濾渣取汁。

用法用量：代茶飲，隨量飲用。

●西洋參茶

材料：西洋參5克。

做法：西洋參洗淨後拍碎，煎汁去渣。

用法用量：代茶飲，隨量飲用。

●淮山豬肉煲

材料：薏仁和淮山各20克，芡實15克，蛋花10克，瘦豬肉200克，精鹽、味精、醬油、蔥、薑、蒜等適量。

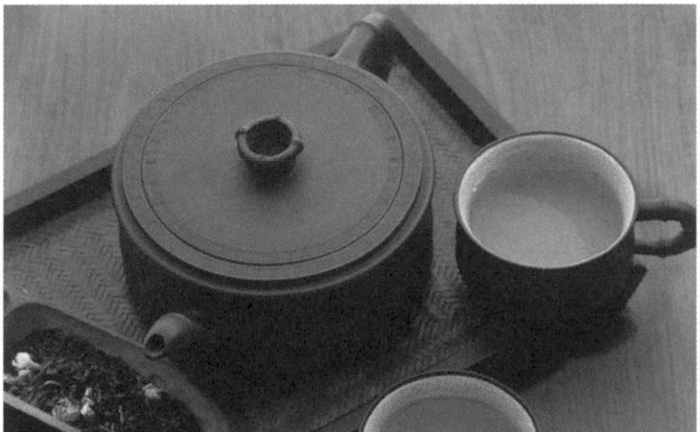

做法：瘦豬肉清洗乾淨，開水焯去血污和腥臊，再洗淨切片；其他材料洗淨。然後一起煲湯，添加蔥、薑、蒜、味精、精鹽和醬油調味即可。

用法用量：隨量食用。

●木棉鯽魚湯

材料：中等大小的鯽魚一條，木棉花15克，赤小豆30克。精鹽、味精、醬油、蔥、薑、蒜等適量。

做法：鯽魚去鱗去內臟洗淨；赤小豆和木棉花洗淨；一起加入蔥、薑、蒜煲湯，快熟的時候放入精鹽、味精和醬油調味即可。

用法用量：隨量食用。

養生提示：

要想消除春睏，除了飲食調節之外，還要遵循以下生活方式：

一、不要睡眠過多。有人認為消除春睏要多睡覺，實則不然。成人只要堅持一天八個小時的睡眠就可以了。過量睡眠反倒會使得大腦皮層的興奮度降低，人會變得無精打采，昏昏欲睡，睡眠品質變差，越睡越累、越睡越乏、越睡越睏。

二、要進行適量的運動，比如跳繩、跑步、體操、球類以及太極拳等。運動可以有效改善身體機能，增強人體呼吸代謝功能，加速血液和氧氣的體內循環，增加大腦的供氧量，就會有效緩解春睏。

三、乾梳頭髮以及按摩頭部。做法是十指自然彎曲，在頭部做梳頭動作，注意動作要輕緩輕柔。此方法可以促進大腦血液循環，消除大腦困倦，進而緩解春睏狀態。

3、春季養肝好時節

中醫認為，肝臟和草木有相似之處，草木在春天萌動生發，肝臟在春季也更加活躍。春季肝氣旺盛，是養肝護肝的好時節，此所謂「春宜養陽，重在養肝」。在春季順應時節，保持肝臟旺盛的生命力，才能預防疾病，順應季節和天氣的變化。

春季養肝要堅持以下原則：

第一，春天因為氣候變化不定，多風多濕多雨多寒氣，要多吃溫補陽氣的食品。其中，韭菜是首選。韭菜富含豐富的營養物質，在中醫界素有「還陽草」的美名。常吃韭菜能增強脾胃之氣，對肝臟也很有益處。除了韭菜之外，蔥、蒜、紅棗、蕎麥、薺菜、菠菜、芹菜、菊花苗、萵筍、茄子、荸薺、黃瓜、蘑菇等，都具有潤

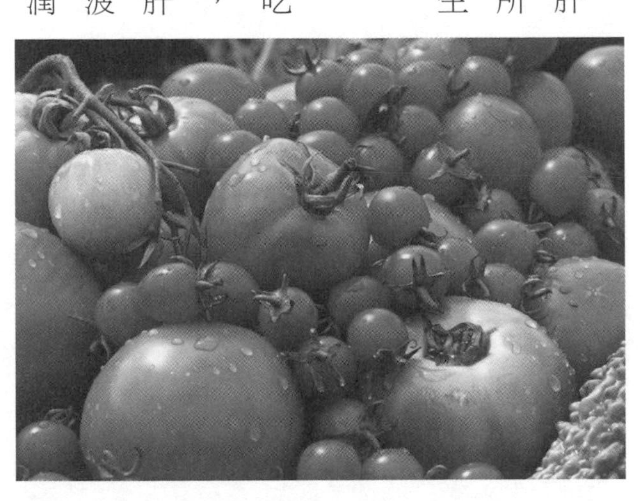

肝明目的良好效果。

第二，多吃動物肝臟，以肝補肝。少喝一些酒，也可以有助於肝氣升發。鴨血品性平和，營養豐富，能滋養肝血，是保肝護肝的佳品。

第三，多吃紅色蔬菜。多吃紅色蔬菜，對肝臟大有補益。胡蘿蔔、紅棗、火龍果以及胡蘿蔔等紅色蔬菜，都是養肝護肝的最佳食品。

第四，多喝水。多喝水能促進新陳代謝，增強體內的血液循環，有益於腸胃消化以及廢物的排出，能有效減少體內毒素對肝臟的損害。多喝水可增強血液循環，促進新陳代謝，還可促進腺體，尤其是消化腺和胰液、膽汁的分泌，以利消化、吸收和廢物的排出，減少代謝產物和毒素對肝臟的損害。

第五，保持心情舒暢，切忌大悲大喜，驟然憤怒。注意保暖防寒。

第六，適當運動。適量運動可以暢快心胸，遠離煩惱，還能疏通氣血，提高心肺肝臟功能，有效增強體質。

要根據自身體質，選擇適度的運動方式，既不要過於勞累，又不要因為運動量不足而達不到運動效果。散步、跳繩、慢跑、體操、打球以及放風箏等，都是適宜的運動方式。

第七，春天多用溫熱水泡腳，也可有效養肝。

下面介紹幾款保肝護肝的食療方法：

●芹菜粳米粥

材料：芹菜150克，粳米100克。

製作方法：

①將芹菜洗淨，保留芹菜根，切段，煎汁，濾去渣滓。

②粳米淘洗乾淨。

③粳米和芹菜汁液一起煮粥即可。

用法用量：隨量食用。

養生小提示：春天肝氣上升，容易頭暈目眩、上火頭痛。經常食用此粥，具有調養肝臟、減少煩躁不安和降低血壓的作用。

●菠菜粳米粥

材料：菠菜和粳米各250克，食鹽、味精各適量。

製作方法：

①菠菜清洗乾淨，在開水中焯一下，切成短段。

②粳米淘洗乾淨，加適量水煮粥。

③粥成時放入菠菜，稍煮片刻後放入食鹽和味精即可。

用法用量：隨量食用。

養生小提示：此粥對於因肝陰不足引起的糖尿病、貧血以及頭痛目眩等都有較好療效。

●菊花粥

材料：粳米200克，菊花30克。

製作方法：

①菊花溫水浸泡洗淨，粳米洗淨。

②菊花和粳米一同用適量清水煮粥，旺火煮沸後小火熬至粥熟即可。

用法用量：隨量食用。

養生小提示：具有散結風熱和清涼肝火的作用。對於頭痛頭暈、目赤、疔瘡腫毒和原發性高血壓等症狀都有輔助療效。

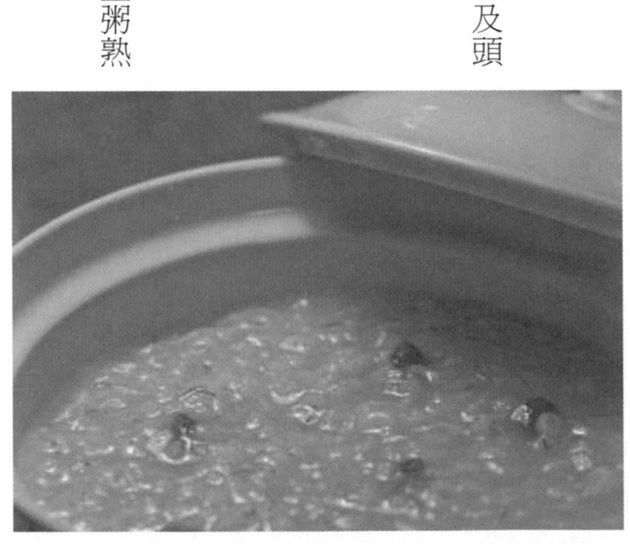

●梅花粳米粥

材料：白梅花10克，粳米160克。

製作方法：

①白梅花溫水浸泡洗淨，粳米淘洗乾淨。

②將粳米煮粥，粥成後放入白梅花，再煮沸兩三分鐘即可。

用法用量：每餐吃一碗，連續吃三五天。

養生小提示：梅花品性平和，具有舒肝理氣、增進食慾的功效。食慾不佳者食用此粥效果很好，身體健康的人食用此粥，可使精力旺盛。

●桑葚糯米粥

材料：糯米和鮮桑葚各60克（乾桑葚30克即可），冰糖適量。

製作方法：

①桑葚溫水浸泡洗淨，糯米淘洗乾淨。

②桑葚和糯米煮粥，加入冰糖調勻即可。

用法用量：隨量食用。

養生小提示：此粥具有補肝養血、明目滋補的作用。對於肝腎虧損所引起的頭髮早白、腰痠腿痛、耳鳴眼花、頭暈失眠等症都有較好的輔助療效。

●決米粥

材料：決明子15克（中藥店有售），白米80克，冰糖少量。

製作方法：

①決明子加適量水煎汁。

②白米淘洗乾淨後，混入決明子汁液同煮。

③粥成後加入冰糖攪勻。

用法用量：隨量食用。

養生小提示：清肝明目，利水通便。對於眼睛紅腫、怕光多淚、習慣性便秘以及高血壓高血脂等都有輔助療效。

●養肝枸米粥

材料：枸杞30克，白米60克。

製作方法：

①白米洗淨，枸杞溫水浸泡洗淨。

②白米煮粥後放入枸杞，煮熟後即可。

用法用量：隨量食用。

養生小提示：肝炎患者適合食用此粥，長期食用能有效養護肝臟，促進肝臟細胞的再生。同時此粥對於腰膝痠軟、頭暈耳鳴和遺精等症狀都有療效。

●綠豆白米粥

材料：白米和新鮮豬肝各100克，綠豆60克，食鹽、味精各適量。

製作方法：

①白米和綠豆淘洗乾淨；豬肝去除筋膜洗淨，切片。

②先將綠豆和白米入鍋同煮，大火煮沸後小火煮至八分熟。

③豬肝熟後即可放入食鹽、味精調味。

用法用量：隨量食用。

養生小提示：清熱養血、補肝明目和滋養肌膚。適合視力模糊、臉色蠟黃者服用。

●菠菜拌豬肝

材料：生豬肝和菠菜各150克，蝦米20克，麻油、醬油、味精、香菜、蒜泥、精鹽、醋各適量。

製作方法：

①豬肝洗淨切成薄片，入開水煮熟。撈出來放入冷水中，瀝乾水分。

②菠菜洗淨切段，開水焯後撈出來入冷水，瀝乾水分。

③香菜洗淨切段，蝦米發好。

④上述材料一起攪拌即可食用。

用法用量：隨量食用。

養生小提示：養肝護肝。

養生提示：春季養肝，生活習慣很重要

第一，過度操勞會增加人體器官的血液需求量，血氣的消耗很大，進而導致肝氣偏弱。所以，要想養肝護肝，就不要過度勞累。

第二，常言道動氣傷肝。肝火旺盛會對肝臟造成極大損害。所以平時要保持平和心態，忌諱暴怒。

第三，不要熬夜，堅持吃早餐。

4、野菜抗病：春季食療新「食尚」

春季萬物復甦，生機盎然，正是各種蔬果新鮮上市的好季節。在經歷了嚴寒冬季的潛伏後，各式各樣的野菜也紛紛吐出嫩芽，一天天長大。隨著生活水準的提高，吃野菜，成了新的飲食風尚。科學研究顯示，多種野菜除了做為一種飲食佳品之外，還具有抗病保健的食療效果。

具有抗癌作用的四種野菜

春季到了，各種野菜長得蓬勃，隨著生活水準的提高，人們已經不再滿足於一般的蔬菜，他們把目光轉向了新的時尚——野菜。野菜營養豐富，物美價廉，它的吃法也很多，可清炒，可煮湯，可做餡，而更重要的是，野菜在抗癌方面也有一手。

●蒲公英

主要成分： 蒲公英素、蒲公英甾醇、蒲公英苦素、果膠、菊糖、膽鹼、蛋白質、脂肪、粗纖維和大量的礦物質鈣、鐵及多種維生素如B_1、B_2、C、胡蘿蔔素等。

藥用價值： 蒲公英味道甘甜，屬於寒涼性食品，對於食道癌、胃癌和肺癌具有防治效用，並且能防治緩解多種腫瘤。具有清熱解毒、利尿散結的功效。對於多種炎症及尿道感染、小便不利、大便秘結等都具有很好療效。

飲食提醒：

蒲公英+豬肉

蒲公英和豬肉搭配食用，能有效滋陰潤燥、解毒散結，對於疔毒瘡腫、瘰鬁、目赤、便血、便秘、咳嗽、消渴、胃炎、感冒等患者，都有很好的醫治療效。

蒲公英+綠豆

綠豆具有利尿消腫和清熱解毒的作用，和蒲公英搭配食用，功效更是大增。

●蓴菜

主要成分：氨基酸、天門冬素、岩藻糖、阿拉伯糖、果糖等。

藥用價值：對於前列腺癌和胃癌都有防治作用。蓴菜葉的分泌物可以抑制某些轉移性腫瘤。

飲食提醒：蓴菜不要和醋搭配食用；腎虛早洩、精關不固者禁食。

●魚腥草

主要成分：魚腥草素（癸醯乙酸）、揮發油、蕺菜鹼、槲皮甙等。

藥用價值：利尿，可以有效防治肺癌、賁門癌和胃癌等。

●蒟蒻

主要成分：葡甘露糖（富含食物纖維）、多種氨基酸和微量元素、蛋白質、果糖、果膠、蒟蒻澱粉等。

藥用價值：解毒防癌，對於鼻咽癌、淋巴瘤、甲狀腺癌、腮腺癌、胃賁門癌和結腸癌都有一定的防治作用。

飲食提醒：

蒟蒻屬於鹼性食品，能有效中和人體的酸鹼平衡。

除了上述野菜外，車前草和穿心蓮也具有防治腫瘤的作用。

春季宜吃的幾種抗病野菜

●薺菜（又名香薺、雞心菜、護生草等）

主要成分：多種蛋白質、胡蘿蔔素和其他維生素、鈣、磷、鐵及大量粗纖維等。

藥用價值：薺菜性涼，味甘淡，能有效防治高血壓、尿血、鼻出血等症狀。

食用提醒：涼拌、菜餡、炒食和菜羹皆可，風味獨特，食用方法多樣。

●馬蘭頭（又名路邊菊、雞兒腸、紅梗菜等）

主要成分：鈣、磷、鐵、胡蘿蔔素、鉀、維生素B、尼克酸等。

藥用價值：清熱解毒、涼血止血、利濕消腫，對於咽喉腫痛、痛癤療瘡、黃疸、水腫、痢疾、淋濁等都有明顯的輔助療效。

食用提醒：涼拌菜餡等食用方法皆可，曬乾後可以和肉一起燒製，美味可口。

●菊花腦

主要成分：蛋白質、脂肪、維生素等，並含有黃酮類和揮發油等。

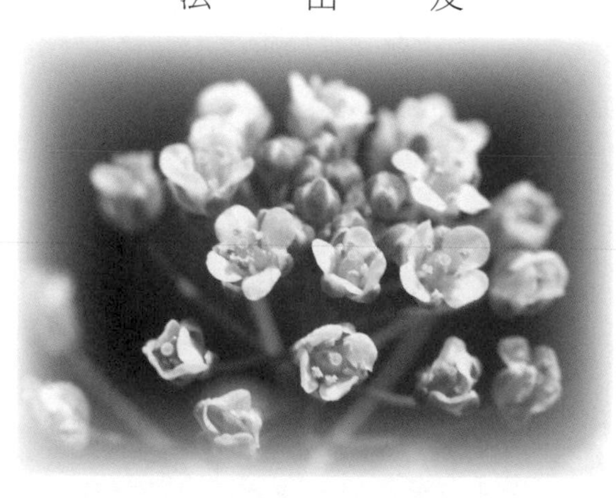

藥用價值：有清熱解毒、涼血、降血壓、調中開胃等功效，可治療便秘、高血壓、頭痛、目赤等疾病。

食用提醒：風寒感冒者不宜食用。

●茵陳蒿（別名因塵、馬先、茵蔯蒿、茵陳、因陳蒿、綿茵陳、絨蒿、細葉青蒿、臭蒿、安呂草、婆婆蒿、野蘭蒿等）

主要成分：主要含有揮發油，油中主要成分為β蒎烯、葉酸等。

藥用價值：能促進膽汁排泄和膽管擴張，對於肝臟細胞的再生功能都有良好作用。

食用提醒：做為一年生草本植物，茵陳蒿在飲食中僅適合採集嫩苗，如果嫩苗長大變老，只能做為中藥材材料了。脾虛血虧而致的虛黃、萎黃患者禁服。

●枸杞頭

主要成分：蛋白質、脂肪、碳水化合物、鈣、磷、鐵、胡蘿蔔素、維生素B_1、維生素B_2和維生素C等。

藥用價值：具有清肝明目、補益腎臟和清熱解渴的作用，對於視力減退、性功能衰退、高血壓和糖尿病患者很有療效。

●馬齒菜（又名馬齒莧、長壽菜等）

主要成分：蛋白質、脂肪、硫氨酸、核黃素、抗壞血酸等。

藥用價值：清熱解毒、涼血止血、調節新陳代謝、降低血糖濃度、抑制膽固醇，進而能有效保護心血管。

食用提醒：開水燙過之後，涼拌、炒食和做菜餡都可以。

禁忌：馬齒莧不能和鱉一起食用；孕婦和脾虛便泄患者不能食用。

●苦菜

主要成分：蛋白質、脂肪、碳水化合物、鈣、磷、胡蘿蔔素、維生素B、維生素C等。曬乾的苦菜富含鉀、鈣、鎂、磷、鈉、鐵、錳、鋅、銅等。

藥用價值：清熱燥濕、消腫排膿、化淤解毒、涼血止血。苦菜煎汁對於急性淋巴細胞性白血病、急性及慢性粒細胞白血病都有很好的抑制作用。

禁忌：不可和蜂蜜一同食用。

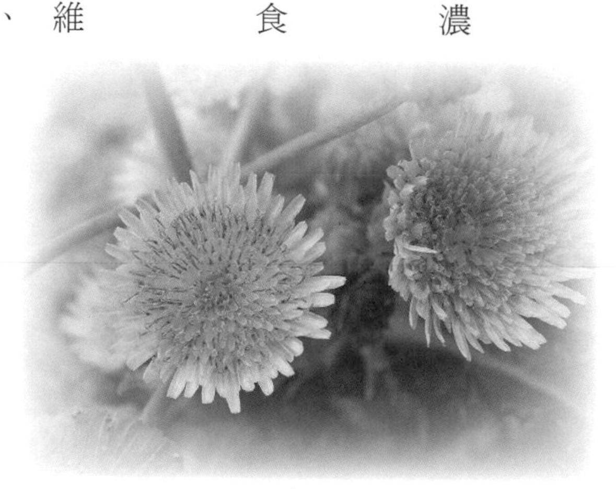

●蕨菜

主要成分：蛋白質、脂肪、醣類、有機酸和多種維生素。

藥用價值：清熱化痰，解毒安神和利尿化痰。對於頭暈、子宮出血、高血壓、關節炎、流感和痲疹等都有預防和輔助療效。

禁忌：女性月經期間不宜食用；蕨菜不宜和黃豆、花生和毛豆同吃。

●桔梗

藥用價值：具有排膿祛痰、利咽宣肺的作用，對於胸悶氣憋、咽喉腫痛、咳嗽痰多、胸膜炎、支氣管炎和肺膿瘍等都有較好的輔助療效。同時還有抗腫瘤、降血糖、抗潰瘍和抑菌的作用。十分適合春天生機勃發、細菌滋生的時節食用。

禁忌：

①嘔吐、眩暈、嗆咳和陰虛火旺體質的人不宜食用。

②不宜和龍膽、龍眼以及白芨一起食用。

③不宜和豬肉同食。

●水芹菜（別名水英、細本山芹菜、牛草、楚葵、刀芹、蜀芹、野芹菜等）

主要成分：蛋白質、脂肪、碳水化合物、粗纖維、鈣、磷、鐵等。

藥用價值：清熱健脾、潤肺解毒、補胃消食、利尿、抗肝炎、降血壓、止血、抗心律失常、抗菌等功效。

禁忌：氣虛胃寒張症狀的患者禁食。

● **刺嫩芽**

主要成分：蛋白質、脂肪、碳水化合物、礦物質、維生素等。

藥用價值：具有止痛、補腎益精、祛風利濕、活血補氣等作用。

食用提醒：類似於刺嫩芽這樣的樹上採摘的蔬菜食品，最好蒸食，不要炒食。

● **小根蒜（又名薤白、菜芝、蕎子、藠子、祥穀菜、小根菜等）**

藥用價值：小根蒜具有蔥、蒜的味道，能行氣導滯、開胸散結和通陽化氣，能有效防止動脈粥樣硬化，對於痢疾以及高血脂患者，都有良好的輔助療效。

禁忌：陰虛體質者以及發燒患者禁食。

幾款野菜食譜

● **青蒜蒟蒻肉**

材料：青蒜、蠔油、蒟蒻、豬肉、食用油、剁椒、花椒油、黃酒、鹽和醬油各適量。

製作方法：

①豬肉洗淨切條，用乾澱粉均勻塗抹，放置十分鐘，油鍋放適量食用油，將肉條煸炒變色備用。

②將剁椒放入油鍋煸香。
③放入蒟蒻、花椒油和黃酒煸炒，然後放入肉條和青蒜煸炒。
④加蠔油、鹽和少許醬油調味即可。
用法用量：佐餐隨意食用。
養生小提示：是春季養生食療的佳品。

●魚腥草綠豆湯

材料：魚腥草30克，綠豆50克，豬肚200克，薑、蔥和鹽各5克。
製作方法：
①魚腥草洗淨，去除老根黃葉；綠豆洗淨，挑去雜質；豬肚洗淨切塊；薑洗淨切片；蔥洗淨切段。
②燉鍋內加水500毫升，將綠豆和豬肚一起放進去。
③大火煮沸後，用小火燉煮一個小時，放入蔥、薑、鹽和魚腥草，再煮十分鐘即可。
用法用量：每天食用一次，隨量喝湯吃綠豆和魚腥草，每次吃豬肚50克為宜。
養生小提示：適合春季養生食療，具有清熱解毒，滋補脾胃，利尿消腫的作用。

●蓴菜公英炒雞絲

材料：新鮮蒲公英60克，西湖蓴菜1瓶，雞胸肉100克，高湯1500克，雞蛋2個，精鹽、味精、料酒、澱粉水各適量。

製作方法：

①蒲公英洗淨去除雜質，切成細絲。

②雞蛋打破，剔除蛋黃留下蛋清；雞胸肉清洗乾淨，挑去筋皮，然後在涼水中浸泡半個小時，切成細絲後瀝乾水分，蛋清、鹽和澱粉水調好，給雞絲掛漿。

③蓴菜瀝去汁液，倒入碗內待用。

④蒲公英在滾開的高湯中燙熟。

⑤鍋內放適量清水，煮沸後放入雞絲，用筷子將雞絲攪散，雞絲變成白色後撈出來放入清水湯中待用；將鍋內清水換成高湯，將雞絲、蒲公英和蓴菜分別在高湯鍋中燙熟，撈入湯碗內。

⑥將鍋內高湯燒開，加入料酒、食鹽和味精調味後，倒入湯碗內即可。

用法用量：佐餐，隨意食用，吃肉喝湯吃蒲公英和蓴菜。

養生小提示：春季養生佳品，具有清熱解毒、利水消腫和益氣的作用。適合病毒性肝炎患者食用。

●小根蒜炒肉絲

材料：小根蒜250克，豬肉100克，料酒、精鹽、味精、醬油各適量。

製作方法：

①小根蒜洗淨除去黃葉，切段；豬肉洗淨切絲，放在大碗裡加料酒、醬油、精鹽和味精稍微醃漬。

②油鍋內放適量食用油燒熱後，將豬肉炒熟，放入小根蒜，稍微炒片刻後即可。

用法用量：佐餐隨意食用。

養生小提示：這道菜營養豐富，具有行氣散結和滋陰潤燥的作用，對於肺氣喘急、困倦乏力、乾嘔、痢疾和便秘等症狀都有很好療效。

●水芹炒肉絲

材料：水芹菜400克，豬肉120克，料酒、精鹽、味精、醬油、蔥花、薑末各適量。

製作方法：

①水芹菜洗淨切段，入開水燙一下；豬肉洗淨切絲；薑洗淨切絲。

②肉絲在油鍋煸炒，加入上述調味品調味（味精除外），放少量水煎至肉絲熟，放入味精適量即可。

用法用量：佐餐隨量食用。

養生小提示：這道菜富含豐富的蛋白質、維生素C和胡蘿蔔素，具有補中益氣和滋陰潤燥的作用。對於水腫滯下、煩渴、陰虛咳嗽、體虛乏力和瘰癘等病症都有良好的輔助療效。

●馬齒莧炒黃豆芽

材料：馬齒莧100克，黃豆芽250克，精鹽、味精、醬油、勾芡粉各適量。

製作方法：

①將黃豆芽和馬齒莧洗淨，挑去雜質；馬齒莧用沸水燙過。

②食用油燒到七分熱的時候，放入豆芽翻炒，豆芽七分熟時放入馬齒莧，加清水適量燜熟。

③放入調味品調味，勾芡即可。

用法用量：佐餐隨量食用。

養生小提示：是春天進補的佳品，具有利水袪濕、補益脾氣、清熱解毒、散血水腫和養顏嫩膚的作用。

●涼拌蕨芽

材料：嫩蕨菜300克，蔥、蒜、醋、鹽、味精、香油各適量。

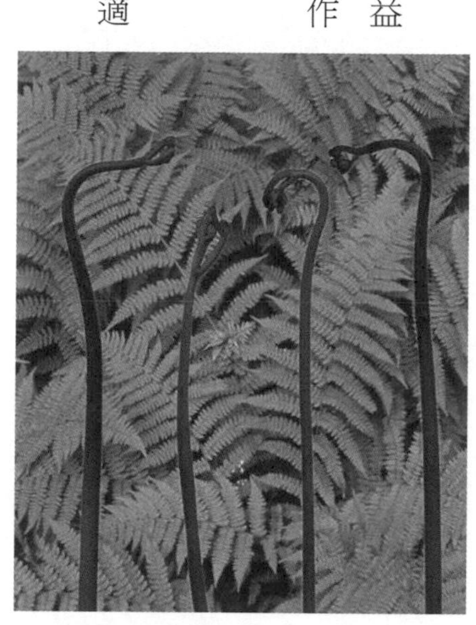

製作方法：

①蕨菜再清水中浸泡兩個小時，洗淨入開水略燙，然後撈入冷水中再浸泡三十分鐘。蔥和蒜切成碎末。

②蕨菜洗淨切碎，放入大碗，加蔥末、蒜末和食鹽、醋、味精、香油攪拌均勻即可。

用法用量：隨量食用。

養生小提示：清淡鮮美，是春季進補之佳餚。

養生提示：春季吃野菜有講究

第一，野菜雖好，但是也要分清是否適合食用。有些含有毒素的野菜，比如野芹菜、野胡蘿蔔、蛇床子、野生地、蒼耳、曼陀羅（山茄子）、毛莨（猴蒜）、天南星（蛇玉米）、紅心灰菜（落黎）、牛舌棵子、石蒜（野大蒜）等，都含有毒素，一旦誤食，極易導致中毒。輕則上吐下瀉，重則昏迷猝死。所以到野外挖野菜，要有相當的辨識能力。

第二，有些野菜即便沒有毒素，同樣也能危害人體健康。槐花、苜蓿、莧菜和灰菜等，都含有過敏性物質，進食後一旦遭受日光照射，極易引發。

第三，因為工業廢氣和廢水等有毒物質的排放，一些生長在污染區的野菜，也會對人體造成危害。並且野菜都有淨化空氣的作用，能吸收空氣中的灰塵和有害物質。所以採摘野菜，不但要避開污染區，也要遠離公路邊、醫院和工礦區等多揚塵、多廢氣的地方。

第四，野菜因為屬於應時新鮮食品，所以最要現採現吃，不宜久放，以免乾枯失去新鮮口味，也容易導致營養物質流失減少。購買採摘的野菜，要在清水中浸泡兩三個小時，以便充分解毒。

5、四款靚湯祛春寒

春季多風多雨，氣候濕潤空氣潮濕，若要驅寒祛濕，喝湯才是硬道理。下面就教你四款靚湯，幫你暖氣驅寒。

●豬橫脷枸杞湯

材料： 豬胰、豬肝和枸杞各適量，食鹽、味精、麻油、蔥段、薑片各少許。

製作方法：

①豬胰和豬肝洗淨切片，再洗淨；將豬肝加食鹽、味精和料酒醃漬。

②枸杞溫水浸泡洗淨。

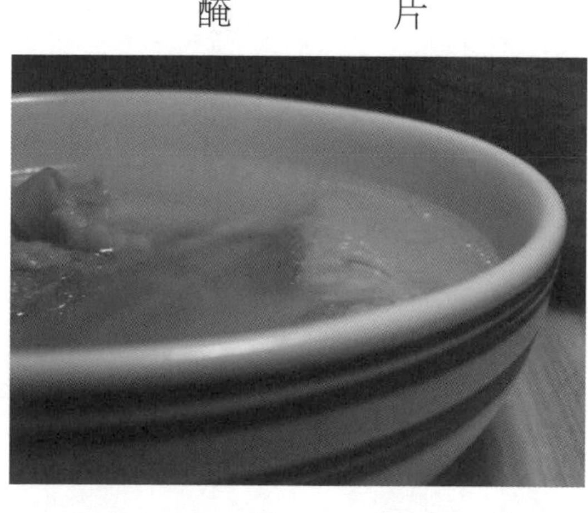

③豬胰、豬肝和枸杞，加入蔥段、薑片一起煲湯，湯快好的時候加入食鹽、味精和麻油調味即可。

用法用量：隨量食用。

養生小提示：春夏之間的枸杞營養豐富，也最為肥嫩。此湯清甜甘苦，營養豐富，是春季進補驅寒的佳品。

●豬肚荸薺湯

材料：豬肚、荸薺、排骨、白果和腐竹各適量，食鹽、味精、麻油、蔥段、薑片各少許。

製作方法：

①豬肚洗淨切片；荸薺洗淨去皮切塊；排骨洗淨切段。

②以上主料加上蔥、薑一起煲湯，然後放入食鹽、味精和麻油調味即可。

用法用量：隨量食用。

養生小提示：此湯鮮美清甜，營養豐富，是春補驅寒的靚湯。

●莧菜肉片湯

材料：莧菜、瘦豬肉、麻油、食鹽和味精各適量。

製作方法：
①莧菜洗淨切段；瘦豬肉洗淨切片。
②莧菜和肉片一起煲湯，放入食鹽、味精和麻油調味即可。
用法用量：隨量食用。
養生小提示：此湯油滑可口，濃香撲鼻。春天的青莧菜味道奇佳，配合豬肉煲湯，營養豐富，可以暖體驅寒。

●豬骨蘿蔔湯

材料：豬骨和蘿蔔各300克、蓮子20克、芡實10克、蜜棗3枚、豬舌200克。食鹽、味精、麻油、蔥段、薑片各少許。
製作方法：
①蘿蔔洗淨切塊；蓮子、芡實和蜜棗洗淨去核，用溫水浸泡；豬舌反覆刮洗切大塊。
②豬骨頭洗淨，入開水汆去血污和腥臊，用刀背敲裂。
③上述主料加蔥、薑一起放入鍋內煲湯兩個多小時，然後放入食鹽味精和麻油調味即可。
用法用量：隨量食用。
養生小提示：此湯溫熱大補，營養豐富，十分適合體弱者春補驅寒。

6、春季養生沏杯茶

有健康專家指出，春天到來，人體不能馬上適應季節變化，心火和肝火散結不出來，鬱積在人體內部，會出現口苦、口臭和口乾的症狀。如果是陰虛體質者，春天到來後這種情況會更加明顯。所以專家提醒，春季要養生，喝茶很重要，沏上一杯春季養生茶，可以消渴潤體，清熱敗火，改善疲勞，對於人體健康，也有很大的補益作用。下面六款養生茶，看看哪一種更適合你：

●枸杞茶

材料：枸杞十幾粒不等，隨量。

製作方法：溫水浸泡洗淨後直接熱水沖泡。

用法用量：代茶飲隨量，連續飲用兩個月。

養生小提示：具有滋養肝腎、明目潤肺、改善疲勞、消除春睏和強壯筋骨的作用。

●菊花茶

材料：杭菊五、六朵。

製作方法：開水沖泡即可。

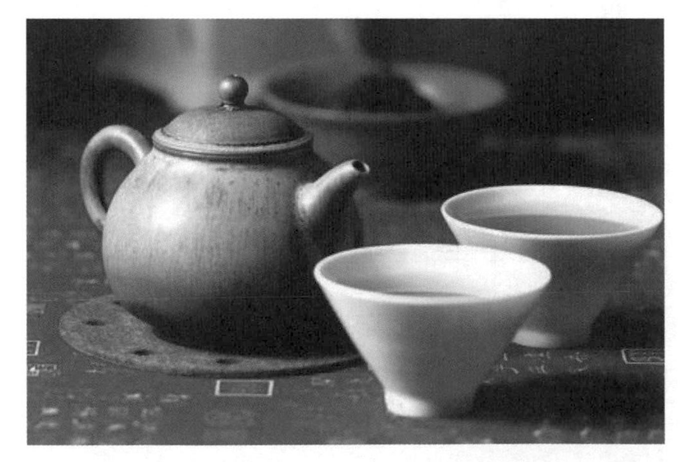

用法用量：午餐後代茶隨量飲用。沖泡時加少許蜂蜜可使口感更好。
養生小提示：具有明目清肝、降壓、抑制頭痛等良效。

●玫瑰花茶

製法用法：取玫瑰花適量泡茶飲用即可。
養生小提示：在春季飲用能有效養顏涼血。長期飲用具有去口臭、助消化和消脂減肥的效果。

●金銀花茶

材料：金銀花10克。
製作方法：開水直接沖泡。
用法用量：隨量飲用。
養生小提示：春季多喝金銀花茶，能有效抗菌解毒、清熱敗火和疏利咽喉。對於流行性感冒和急慢性扁桃腺炎都有防治作用。

●檸檬茶

材料：兩三片新鮮檸檬，食鹽1克。

製作方法：將檸檬片和食鹽放入杯中，開水沖泡。

用法用量：趁熱隨量飲用。此茶不宜冷飲，否則味道會變苦。

養生小提示：具有消除春睏、減輕疲勞、順氣化痰和減輕頭痛的良好作用。

●甘草茶

材料：甘草10克，茶葉5克，食鹽8克。

製作方法：將1000毫升清水燒開，放入上述材料煮沸十分鐘即可。

用法用量：隨量飲用。

養生小提示：具有清熱解毒、祛痰止咳和緩急止痛的良效。對於脾胃虛弱、心悸氣短、倦怠乏力、咳嗽痰多、四肢攣急疼痛、癰腫瘡毒等症狀都有輔助療效。甘草還有緩解藥物毒性、烈性的作用。

7、春季蔬果食養經

A、介紹五種應時蔬菜

●蔥（又名芤、鹿胎、萊伯、四季蔥、和事草、蔥白、大蔥）

分類：蔥分為分蔥、胡蔥、一般大蔥和樓蔥四種類型。

營養成分：富含蛋白質、脂肪、碳水化合物、鈣、磷、鐵、胡蘿蔔素以及維生素等。

食療價值：具有祛痰解熱、抗菌抗病毒和促進消化吸收、健胃開脾的作用。同時，蔥內的酸辣素，能有效抑制癌細胞的生長。

食用提醒：因為氣候和土壤的關係，農曆正月生長出來的蔥具有很高的食補價值，是春季進補的佳品。正月吃蔥，能有效補充身體熱量，促進身體機能的恢復，所以，貧血怕冷和低血壓的人，要把握這個時機多多進補。神經衰弱、眼睛容易疲勞和經常出血的人，只有在正月適合吃蔥。正月一過，蔥

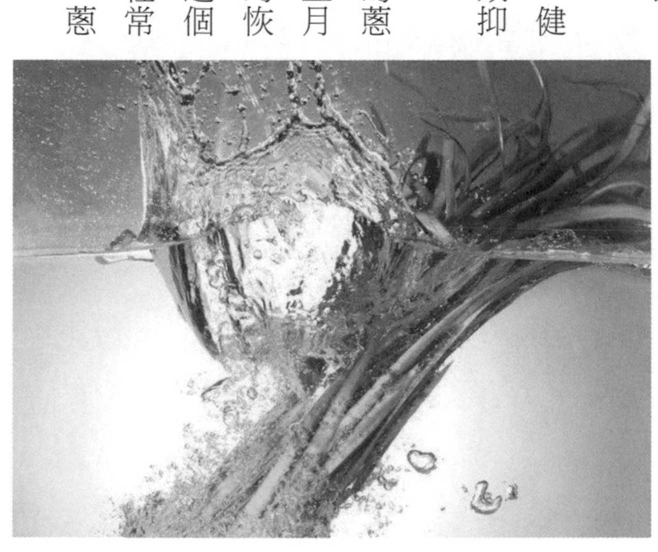

的刺激性增強，會抵消人體內的營養物質。所以，上述體質的人，一年只有一次在正月吃蔥的機會。

香蔥蘸醬食用，滋味鮮美，能增進食慾。俗語說得好「香蔥蘸醬，越吃越壯」。

食用禁忌：蔥不宜和蜂蜜一同食用。

●韭菜（又稱韭，山韭，豐本，扁菜，草鐘乳，起陽草，長生韭，懶人菜。由於韭菜具有補益腎臟的作用，還被稱為「蔬菜中的威而剛」）

營養成分：含有蛋白質、脂肪、醣類、維生素B、維生素C等。

食療價值：

①具有溫暖提神、健胃壯陽的作用。

②韭菜葉和韭菜根的汁液，具有消炎止痛、止血的功能。

③對於遺精遺尿、尿頻陽痿、打嗝反胃、陰虛盜汗、痛經經漏等症狀都有輔助療效。

食用提醒：明朝著名的醫學典籍《本草綱目》中有這樣的說法：「正月蔥，二月韭」。也就是說，二月的韭菜，最適合食用。所以，有心食補，尤其是血壓低、貧血的幼兒，一定要把握二月時節，多吃韭菜，以便增強體力，溫暖五臟。

在選購時，要挑選那些葉子直挺、顏色鮮嫩翠綠的韭菜，這樣的韭菜營養價值最高。

食用禁忌：消化不良、腸胃功能較弱、中耳炎、鼻蓄膿和扁桃腺患者以及眼病患者禁食。

●菠菜

營養成分： 菠菜富含維生素C、胡蘿蔔素、脂肪、粗纖維、碳水化合物、蛋白質，以及鐵、鈣、磷等礦物質。

食療價值：

①促進生長發育，增強抗病能力。
②有助於腸胃消化，通腸導便，防治痔瘡。
③促進人體新陳代謝，具有滋潤肌膚和延緩衰老的作用。
④菠菜還具有止血補血、疏通血脈、滋陰平肝的藥用價值，對於高血壓、頭痛目眩、糖尿病、便秘以及風火赤眼都有一定的輔助療效。

食用提醒： 菠菜含有草酸，容易影響人體對食物中鈣的吸收。所以在吃菠菜時，先用滾水燙一下，然後再炒食、涼拌或者做湯。這樣可以除去百分之八十的草酸。

食用禁忌：

①腎炎患者和腎結石患者要忌食；腸胃虛寒伴有腹瀉的患者要少吃。
②菠菜不宜和富含鈣質的食品，比如豆製品、海帶、蝦米和紫菜等一起燒製。

●春筍

營養成分： 竹筍（包括春筍）是保健佳品，自古就有「菜中珍品」之說。做為一種春季應時蔬菜，春筍富含蛋白質、氨基酸、脂肪、醣類、鈣、磷、鐵、胡蘿蔔素、維生素B_1、維生素B_2和維生素C等營養物質。

食療價值：

①清熱化痰、益氣和胃，具有消渴利水的作用，是很好的利尿食品，對於浮腫、腹水、糖尿病、哮喘、急性腎炎浮腫、腳氣足腫以及消渴煩熱等症狀都有明顯的輔助療效。

②促進腸道蠕動，幫助消化，預防便秘和大腸癌。

③澱粉和脂肪含量都很少，屬於低脂肪、低熱量食品，是減肥、減壓的佳品。

食用提醒：一年之中的春、夏、冬三季，都能吃到新鮮竹筍，但是只有春筍和冬筍的味道最鮮最佳。清明節前收集春筍是最佳時期，竹筍剛剛露出地面最好。採收過遲的竹筍，纖維多，苦味重。

食用禁忌：

①竹筍屬於寒性食品，體質陽虛的人不宜食用。

②竹筍含有不宜溶解的草酸鈣，膽結石、尿道結石和腎結石患者不宜食用。

③竹筍中的草酸影響人體對鈣鋅的吸收，十四歲以下兒童不宜多吃，以免影響發育。

④竹筍屬於硬質食品，含有大量粗纖維，腸胃疾病患者以及肝硬化患者不宜進食。

●香椿

營養成分：香椿的營養含量位居蔬菜前列，富含蛋白質、鈣、維生素、磷、胡蘿蔔素、鐵等營養物質。

食療價值：

①香椿具有清熱解毒、健胃理氣和明目潤膚的作用。

②對於目赤、脫髮、肺熱咳嗽、痢疾便血、崩漏帶下等症狀有明顯療效。

③具有補虛壯陽固精的作用，能有效補腎、養髮生髮。

食用提醒：

①香椿絕對屬於蔬菜中最新鮮的時令佳品，錯過初春的採摘良機，就再也無法吃到天然味美的香椿了。穀雨前後第一次採摘的香椿芽，肥嫩香濃，清鮮濃郁，品質上乘。

②香椿中含有大量亞硝酸鹽，老葉中亞硝酸含量更高。所以食用之前要用開水燙一下，以便降低亞硝酸鹽的含量，安全食用。

食用禁忌：香椿為發物，慢性病患者和身患頑固性疾病患者少吃或者不吃；銀屑病患者少吃或不吃。

B、四種反季水果要少吃

溫室的栽培技術，讓我們一年四季都能吃到新鮮水果。但是，包括水果在內的萬物，都有它的自然規律。一些靠人工甚至化學製品催熟的反季水果，不僅違背了生長規律，而且裡面的營養物質被破壞。有長期經營水果的商人透露，反季水果大多使用了大量化學物質來催熟保鮮，使原本營養健康的水果產生了有害物質。所以，春季進食反季水果要注意，以下四種水果要慎吃：

草莓：消費者在春季選購草莓時一定要多注意。草莓在生長過程中，如果使用大量催熟劑，會導致草莓的形狀變得碩大而且不規則，中間有空心。使用了催熟劑的草莓，生長期變短，顏色雖然更加新鮮，但是味道變淡，營養成分減少。

香蕉：有些水果商販用二氧化硫來催熟香蕉。使用了二氧化硫催熟的香蕉，外皮變得嫩黃好看，但是香蕉吃起來硬梆梆的，口感很差，也不甜。二氧化硫對人體有害，所以消費者在春季選購香蕉時要多加小心。

西瓜：春季上市的西瓜，如果瓜皮上的條紋不均勻，切開瓜瓤鮮豔但是瓜子發白，最好不要選用。因為這極有可能是用了過量膨大劑和催熟劑。這些劇毒農藥殘留在西瓜上，對人體危害巨大。

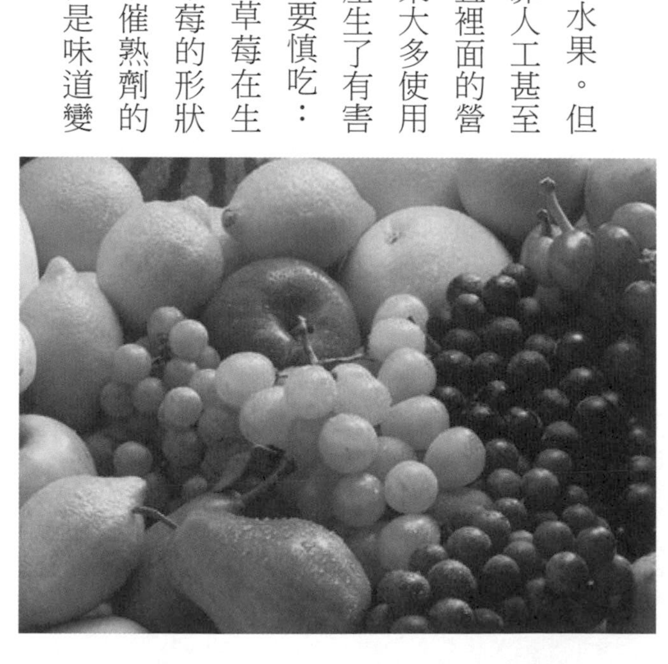

葡萄：春季上市的葡萄，極有可能使用了乙烯利進行浸泡。將乙烯利和水按照一定比例混合後，將沒有分熟的葡萄放入液體中浸泡，一兩天後青葡萄的外觀就能變成紫色。食用這種經過浸泡的葡萄，對人體有害無益。

養生提示：如何辨識催熟水果

營養學家建議人們最好不吃或少吃反季水果，多吃當季水果。時令水果自然分熟，不用催熟劑，營養豐富，健康無害，儲存時間長，安全放心。

反季催熟的水果蔬菜，對人體危害很大。催熟的水果中大多含有雌性激素，女性進食過多會導致性早熟，男性進食過多會抑制男性性徵，導致男性性特徵不明顯。在吃這種水果時，要清洗乾淨，多用溫水浸泡一段時間，以便徹底清洗和溶解毒素。

透過下列三種方法可以辨識催熟水果：

第一，經過催熟的水果，外觀看起來呈分熟狀，但是果品以及其他細微的地方，依然能看出不分熟的樣子。比如西瓜，自然分熟的西瓜，由於光照充足，瓜皮花色深亮，條紋清晰，瓜蒂老結；催熟的瓜皮顏色鮮嫩，條紋淺淡，瓜蒂發青。所以在購買水果之前要仔細觀察盡早發現。

第二，沒有用催熟劑、自然分熟的水果，表皮上能聞到一種水果的清香，催熟的水果非但沒有這種果香，反倒會揮發異味和發酵氣息。

第三，從重量上分辨，催熟或者注水水果份量重，而自然分熟的水果份量輕。

8、科學進食防嘴唇乾裂

春天氣候乾燥多風沙，唇部容易乾裂脫皮。只要進行科學的食物調養，可以有效預防嘴唇乾裂。

春季多吃下列食品，能合理補充人體水分油脂和維生素，滋潤肌膚，預防唇部乾燥脫皮：

第一，下列蔬菜，能有效對抗嘴唇乾裂：

比如竹筍、番茄、菠菜、苦瓜、莧菜、蘿蔔、茄子、冬瓜、絲瓜、蘑菇、芥菜、銀耳、豆製品等。

第二，適宜的水產品，能增加肌膚的潤滑度，防治唇部乾燥脫皮：

比如墨魚、海帶、蛤蜊、紫菜、海帶、田螺、蟹、鯉魚、鰻魚、海蜇、牡蠣等。

第三，適合春天進食的禽肉、蛋類食品能有效防治嘴唇乾裂：

比如豬肺、鴨肉、燉雞湯、豬肉、鴨蛋、鵝肉、奶類、烏骨雞等。

其他適宜的食品還有：薏薏仁、百合、粗糧（比如芝麻、松子、黑豆、小米、小麥、大麥等）、甘蔗、香蕉、羅漢果、西瓜、芒果、梨、柿子、鳳梨、枸杞、椰子、蓮藕、蓮子、菊花、蜂蜜等。

第二節 夏季食補和食療

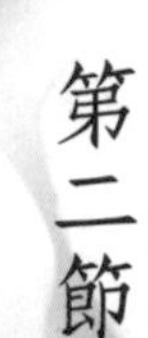

1、夏季的飲食原則

在炎熱夏季，許多人胃口變差，消化功能隨之降低，容易困倦無力和誘發腸胃疾病。因此，在夏季堅持科學的飲食原則，是保持飲食健康的重要前提。

第一，盛夏飲食苦盡甘來

常言道「苦盡甘來」，這不僅包含著人生哲理，同樣蘊含著養生理論。苦味食品中富含生物鹼性物質，具有舒張血管、消暑清熱和促進血液循環的作用。適當進食苦味食品，能有效增進食慾、健脾益胃、提神醒腦和清心解煩。咖啡、苦瓜、茶葉和苦菜，都是適宜夏季進食的苦味食品。但是苦味食品不可過量，以免引起嘔吐噁心等不良反應。

第二，適當冷飲消暑渴

夏季高溫會導致人體產生一些不良反應，比如食慾不振、精神困倦，酷熱煩渴等。這時適量喝一些冷飲，能消暑解渴、幫助消化和促進食慾，進而促進人體的營養平衡，對健康大有裨益。由於高溫的影響，人體會產生一些生理反應，導致精神不振、食慾減退。這時，若能在膳食上合理安排，適當吃些冷飲，不僅能消暑解渴，還可幫助消化，使人體的營養保持平衡，有益於健康。

但要注意的是，冷飲不可過量，過量會使腸胃溫度下降，引起不規則收縮，可誘發腹痛、腹瀉等病症。而且飲料的種類較多，多飲會影響食慾，嚴重的會損傷脾胃或導致腸胃功能紊亂。對小孩和老人們來說，脾胃消化能力不高，對於生冷和冷飲尤其要注意，以免損害脾胃，誘發泄瀉和腹痛。

第三，補充鹽分維生素

盛夏人體排汗較多，身體鹽分流失嚴重，需要多多補充鹽分，以供給身體所需，保持人體酸鹼平衡以及滲透壓的穩定。同時，盛夏人體對於維生素的攝取同樣必不可少。高溫天氣大量消耗人體內部的醣分和蛋白質。營養專家提醒，每天進食適量的黃瓜、番茄、豆類及其製品、動物肝臟、蝦皮、果汁等，能有效補充人體消耗的營養。

人體內的鉀，也會隨著汗液的排除而流失，進而導致人體血鉀降低，出現頭暈頭痛和困倦無力的狀態。因此，要多吃新鮮蔬菜，比如桃子、草莓、杏子、李子、荔枝、芹菜、大蔥、毛豆，以補充體內鉀含量。茶葉也富含鉀，熱天多喝茶，既能補充鉀，更能消暑解渴，一舉兩得。

第四，飲食要注意衛生

夏天進食生冷食品比較多，要注意衛生。生冷瓜果要洗淨消毒後再食用，涼拌菜多放蒜泥和食醋，調味提神和開胃消毒一舉四得。生菜、剩飯要冷藏，變質、變味不可再食用。要注重個人衛生，勤洗手、洗臉、勤洗澡。

夏季儘管氣溫高，但是在飲食上不可過度貪涼，以防止病原微生物趁機而入。

第五，忌燥熱宜清淡

暑期熱天，要少吃油膩肥厚和燥熱溫補的食品，多吃健脾清淡和祛暑化濕的食品。一些具有滋陰清淡功能的食品，比如蝦、食用蕈類（香菇、蘑菇、平菇、銀耳等）、鯽魚、瘦肉、薏仁、鴨肉等，適宜在夏季食用。這些食品經過美味烹調，製作成鮮美佳餚，能補充營養、增進食慾和消暑健身。

此外，綠豆、扁豆、荷葉和薄荷等具有祛暑生津的食材熬煮成粥，美味可口，消暑解渴，開胃健脾。

清淡食品有助於開胃健脾，增進食慾。甘蔗、紅棗、西瓜、梨、荔枝、蓮子、蠶蟲、蕎麥、豬肚、豬肉、鴨肉、鵝肉、牛肉、鵪鶉肉、牛肚、雞肉、鴿肉、鯽魚、蜂王乳、烏龜、甲魚、蜂蜜、牛奶、豆腐漿等都是夏季適宜食品。

第六，粗糧細糧搭配好

夏季由於腸胃功能減弱，要注意飲食搭配，強化脾胃功能。粗糧、細糧，乾飯、稀飯，葷菜、素菜都要合適搭配，一週之內吃三餐粗糧為宜。

第七，多吃利水滲濕的食物

夏季高溫酷熱，濕氣重，溫度高；人們為了消暑解渴，又喜歡多喝冷飲、多喝水，容易造成外濕入侵，積水成患。所以，要常吃利水滲濕的食品以便增強脾胃功能。

第八，多吃味酸的食物

甘酸甘苦味道的食品，能生津開胃，適合夏季食用。

在夏季，由於出汗過多而導致津液大量流失，而有些酸味食品能生津解渴，消食健脾和斂汗止瀉祛濕。比如番茄、檸檬、草莓、烏梅、葡萄、山楂、鳳梨、芒果、奇異果等。

高溫天氣人體能量消耗增多，蛋白質代謝加快，要多吃瘦肉、魚類、禽蛋、雞肉、奶、豆製品等，以補充人體蛋白質，滿足新陳代謝的需求。

同時，盛夏季節要注意按時用餐，不能因為食慾不佳而影響用餐時間。

第九，夏吃生薑治百病

生薑自古就有「（生薑）治百病」的盛譽，民間俗語也說：「冬吃蘿蔔夏吃薑，不用醫生開藥方」，同樣說明了生薑的藥用價值。

生薑中富含水芹烯、薑醇、薑烯、檸檬醛和芳香等油性的揮發油；還有樹脂、薑辣素、澱粉和纖維等。正因如此，生薑在盛夏時節提神興奮和降溫排汗，具有消解疲勞乏力、改善厭食失眠、消除腹脹腹痛的作用。

健胃開胃是生薑的重要功能。多吃生薑，能健益脾胃，增加食慾。生薑煎汁飲用，能緩解或消除胃痛，對於胃炎及十二指腸潰瘍所發生的反胃、疼痛、飢餓感、嘔吐等症狀都有消除作用。

在夏季細菌病毒繁殖迅速、活躍，多吃生薑能殺菌消毒。適量進食生薑或用乾薑沸水泡茶，對於因進食污染食物而引起的急性腸胃炎，有很好的防治和治療作用。

夏天人們貪涼避暑，很容易誘發傷風感冒。薑湯水能有效驅逐體內風寒。進食生薑水，對於暑熱引起的頭暈、心悸、胸口煩惡的症狀，都有輔助療效。

生薑煎汁、切絲切片煮粥、烹調放入薑絲薑末、燉湯時放入薑片、菜中餡料中放薑末等，都是適宜的吃法，能增食慾、提精神、助消化和消暑熱。對於生薑的吃法，要掌握其優點和禁忌，才能更好運用，健體強身：

一是生薑不要去皮。削去外皮的生薑不能發揮薑的整體功效。

二是陰虛火旺、目赤內熱、糖尿病、癰腫瘡癤、肺膿腫、肺炎、胃潰瘍、肺結核、膽囊炎、腎盂腎炎、痔瘡者，都不宜長期食用生薑。

三是生薑紅糖水，對於風寒感冒或者受潮受涼、淋浴導致的胃寒發燒患者有效用，但是對於風熱暑熱感冒症狀卻不適宜。薑汁對於受寒引起的嘔吐有治療作用，但是不適用其他類型的嘔吐症狀。

四是腐爛變質的生薑不宜食用。吃生薑也要講究度，適合自身體質。生薑屬於辛溫食品，身體燥熱或者有熱症體質者不宜多吃。

養生提示：夏季進補四禁忌

夏季出汗多，體能消耗大，容易困倦。一般人到了夏季，體力都會有所下降，常言道：「無病三分虛」，正是這個道理。營養欠佳、體質虛弱、疲勞過度或者陰分不足的人，對暑熱抵抗能力差，無法適應高溫天氣，往往容易得暑病。這類人群可以適量選用麥冬、石斛和西洋參等具有益氣生津作用的藥物適當進補，以期改善體質、調補正氣。

夏季進補要堅持科學合理的方法適當進補才能收到良好效果，否則非但不能發揮食療食補的作用，還會影響健康。

第一，進補之前要將體內暑熱去除乾淨。如果暑熱未清就進行補養，不僅導致暑熱難以消退，而且還會誘發正在逐步消退的暑熱死灰復燃。

第二，有濕熱症狀的患者不要進補。濕熱屬於溫病的一種類型，具體表現為體表發燒頭痛、胸悶腹脹、小便赤黃、舌苔膩黃、身體痠痛困乏等。有濕熱症狀的患者不是真虛，不需要進補。如果進補反倒適得其反，反倒有閉門留寇的不良後果，將病症封閉在體內無法散解。

第三，要清補不要膩補。膩補容易助濕增熱，有害無益。所以熟地、十全大補等具有甘溫助熱作用的補藥，應當忌用。

第四，身體強壯沒有疾病者不需要進補，更忌長期進補。

總之，夏季進補要根據自身體質實際情況，在專家的指導下進行，不要亂補，以免適得其反。

2、飲食寶典打造盛夏胃動力

炎炎夏日容易精神疲倦胃口不好，消化功能降低，胃脘不適。究其原因，是因為夏天出汗過多，體液代謝失去平衡。人體大量排汗，導致氯化物流失過多，降低了胃液酸度。夏季口渴大量飲水，也會稀釋胃酸。這些都直接或者間接影響到了腸胃的消化功能，致使食慾下降，沒有胃口。

同時，高溫天氣使得體內血液大多集中於體表，消化系統因此缺血，胃液分泌和唾液分泌減少，使得消化功能紊亂和食慾不振。

科學地安排飲食，能打造出超強的盛夏胃動力，讓你有一個百吃不厭的好胃口。下面的飲食寶典，會給你盛夏委靡不振的胃口帶來意外驚喜：

第一，常言道：飯前一碗湯，開胃又健康。吃飯前喝一碗清淡鮮美的煲湯，能增加食慾，促進腸道蠕動，有助於腸胃消化。

第二，多吃清淡爽口的食品，不宜多吃生冷食品和煎炸炙烤的食品。

第三，多補充富含維生素B_1、維生素B_2、維生素B_3和維生素C的食品。比如小麥胚芽、黃豆、糙米等穀物；牛奶、乳酪等乳製品；椰菜、菠菜、青花魚、旗魚、雞肉等；苦瓜汁、芹菜汁、鳳梨汁等各種果汁。

介紹幾款開胃食譜：

●水晶蝦仁

材料：鮮蝦仁25顆，香菜葉15片，大蒜5克，蔥白8克，肉皮400克，乾澱粉7克，蛋清2個，料酒5克，精鹽、味精、麻油、大料、花椒、蔥段、薑片各適量。

製作方法：

①將蝦仁洗淨，擦乾水分，蛋清、澱粉和精鹽攪拌均勻，給蝦仁掛糊，放入開水中燙熟，撈出放涼待用。

②大蒜去皮洗淨剁成粒狀；蔥白洗淨切絲；豬肉皮刮洗乾淨，入沸水焯去血污腥臊，切碎；大料、花椒、蔥段、薑片用乾淨紗布包好做成料包。

③豬皮入鍋，加適量清水，放入料酒和料包，旺火煮開，小火慢燉，將汁液熬稠。

④將鍋內的豬皮羹少量倒在小盤子裡，豬皮羹上面平鋪香菜葉，香菜葉上面放蝦仁，再倒一層豬皮羹，一共用五六個小盤子即可。

⑤將盤子放冰箱，豬肉羹冷卻凝固，放上蔥絲、香菜葉，淋上麻油、食醋和蒜泥即可。

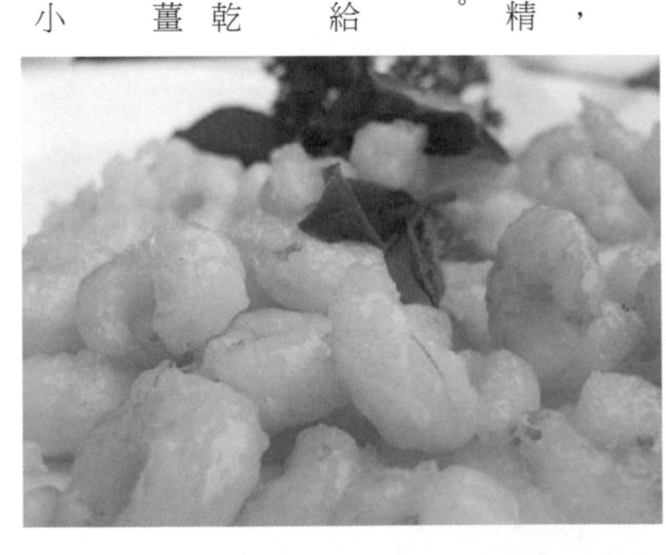

開胃提示：這道菜清涼可口，色調明快，味道鮮美，視覺白綠相間，能激發食慾，是夏季開胃佳品。

●荷葉鳳脯

材料：雞肉500克，雞油50克，鮮蘑菇100克，火腿適量，鮮荷葉4張，食鹽6克，白糖5克，味精5克，麻油10克，料酒、胡椒粉、薑片、蔥段適量，玉米粉25克。

製作方法：

①雞肉洗淨切薄片，火腿切成片。

②荷葉去掉蒂梗洗淨，放入開水焯一下撈起，切成三角形狀。

③蘑菇入沸水焯透，撈出來切成薄片，涼後待用。

④雞肉片和蘑菇片一起放入大碗，用玉米粉、雞油和上述調味品攪拌均勻。將調好的糊按照包餃子的手法，取少量放入荷葉片，每個荷葉片加上一片火腿，包成長方形的包子，放在盤子裡到蒸籠上蒸兩個小時即可食用。

用法用量：隨量食用。

開胃提示：這道盛夏食品，清香開胃，色澤好看，形體美觀。

養生小提示：具有解暑健脾和補益陰精的食療功效。

●拔絲番茄

材料：番茄500克，雞蛋1個，白糖150克，油700克，澱粉40克，麵粉適量，熟芝麻少許。

製作方法：

①番茄用開水燙過，剝皮切塊，撒上麵粉調拌均勻；雞蛋和澱粉在碗中調勻，給灑上麵粉的番茄塊掛糊。

②油鍋內放入油，旺火燒至七八分熱時，將掛上雞蛋糊的番茄塊入油鍋炸成淺黃色撈出。

③將油鍋內多餘的油倒出來，留少許油，加入白糖、清水適量，勺子不停攪拌，白糖受熱融化，由淺黃色變成栗子色，表明糖已熬好，將油炸好的番茄塊放入糖鍋翻炒，攪拌均勻，撒上熟芝麻再稍微攪動即可起鍋裝盤。

用法用量：隨量食用。

開胃提示：此道菜營養豐富，酸甜適口，具有消暑解渴的作用，為盛夏開胃佳品。

●香辣五絲

材料：紅、綠柿子椒各2個，香菇4朵，圓白菜250克，洋菜9克，精鹽、味精、白糖、紅辣椒（或辣椒粉）、麻油各少許。

製作方法：

①圓白菜清水浸泡後洗淨切細絲、柿子椒去籽去蒂，清水浸泡洗淨切成細絲。

②洋菜和香菇用溫水泡發洗淨，香菇切絲。

③炒鍋在火上燒熱後放入麻油，油熱後放入辣椒炸出辣味，備用。
④白菜絲、柿子椒絲、香菇絲和洋菜一起放入碗內，加白糖、味精和精鹽攪勻，倒入辣椒油攪拌即可。
用法用量：隨量食用。
開胃提示：此道菜味道香辣可口，色彩清麗，讓你胃口大開食慾大振。

●炸脆魚

材料：熟鱔魚腹部肉500克，醬油4克，醋30克，細白糖70克，蔥末、薑末、蒜泥、黃酒各10克，花生油1000克（耗100克）。
製作方法：
①鯰魚肉洗淨，擦乾水分。
②鯰魚肉需要經過三道油炸程序。第一道，花生油八分熱時，放入鯰魚肉，用漏勺撥散，油炸三分鐘撈出來；第二道，此時花生油溫度降低，再燒至八分熱，放入鯰魚肉油炸一分鐘；第三道，將火改小，小火將鯰魚肉炸脆，裝盤待用。
③將油鍋內的花生油倒出來，留少許，放入蔥、薑、蒜炒香，放入白糖、醬油、食醋燒製成滷汁。

④將炸好的鯰魚肉倒入滷汁鍋內，攪拌均勻，即可趁熱食用。

用法用量：隨量食用。

開胃提示：此道菜酸甜可口、香酥鬆脆，為滋補開胃的佳品。

●糖溜茄子盒

材料：豬肉100克，蛋清適量，素油150克，鮮嫩茄子300克，白糖50克，香醋、醬油各10克，精鹽5克，麵粉、澱粉適量。蔥、薑、蒜各少許。

製作方法：

①茄子洗淨去皮，夾刀切成合頁塊；蔥、薑、蒜切末；蛋清、澱粉調糊。

②豬肉洗淨，開水焯去血污腥臊，剁成肉餡；肉餡內放入蔥、薑、蒜末，加醬油、精鹽攪拌均勻。

③肉餡放進茄子合頁片中，滾上麵粉，在雞蛋澱粉糊裡面拌勻，入油鍋炸熟。變成金黃色即可撈出。

④炒鍋內留少許熱油，將蔥蒜、食醋、白糖、醬油、食鹽加適量清水，一起放入油鍋熬成酸甜汁，澆在茄盒上即成。

用法用量：隨量食用。

開胃提示：酸甜適宜，鮮香可口，質地酥軟，色澤鮮豔，是夏季的開胃佳餚。

養生小提示：此道菜適合心血管患者食用，有很好的輔助療效。

●絲瓜豆腐羹

材料：雞油適量，嫩絲瓜和南豆腐各200克，雞湯750克，雞蛋清和紹興酒各2克，蔥絲、薑絲各5克，澱粉10克，精鹽5克，胡椒粉、味精各1克。

製作方法：

①絲瓜溫水浸泡洗淨，切除兩頭，從中間切開切成柳葉片；豆腐切成細條；澱粉勾芡。

②豆腐條和絲瓜條滾水焯後撈出來，瀝乾水分。

③鍋內注入雞湯，放食鹽、胡椒粉和紹興酒，旺火煮沸，將絲瓜條、豆腐條和蔥絲、薑絲入鍋。煮煮沸後倒入勾芡，加味精雞油即可。

用法用量：隨量食用。

開胃提示：這道菜清香鮮嫩，具有消暑開胃，清涼心火的作用。

養生提示：盛夏三種不科學的飲食方式

方式之一：冷飲代替飲水

行為描述：盛夏因為天氣炎熱，人們常常飲用大量冷飲來消暑解渴，不知不覺中養成了冷飲代替飲水的習慣。

科學分析：很多冷飲都以添加大量醣分來增加口感，因此冷飲中含有很高燒量。按照科學測定，人體每消耗100卡的熱量，需要爬樓梯二十七分鐘。一杯奶茶所含熱量240卡，足夠讓你爬將近一個小時的樓梯才能消耗掉。一支雪糕含有熱量280卡，一罐綠奶茶含有熱量185卡，一罐冰鎮咖啡含115卡的熱量。當你在盛夏恣意食用冷飲的時候，你是否知道你在大口吞食熱量呢？因此，大量的冷飲在一時消渴解暑後，隨之而來是更熱更渴，而且還會使你越來越胖。

知錯就改：白開水永遠是最好的飲料。盛夏多喝白開水，能消暑解渴，洗滌腸胃。口感一開始肯定沒有飲料有吸引力，但如能養成習慣，必然對自己有極大的益處。

方式之二：喝綠豆湯過量

行為描述：盛夏影響了人們的胃口，大多數喜歡多喝綠豆湯。為了改善口感，一般會湯內放大量冰糖。

科學分析：綠豆和米飯一樣，都屬於醣類食品。過量飲用放置冰糖的綠豆湯，也會使人發胖。

知錯就改：營養專家提醒，如果飯後一碗綠豆湯，一定要適當消減飯量，以便達到熱量平衡。綠豆湯盡量少放冰糖，清香淡爽的綠豆湯最有營養最解渴。冰糖內加一些低脂牛奶，營養更豐富。

方式之三：鮮奶當水喝

行為描述：為了補充營養，少餐開胃，有些人會把牛奶當水來飲用。

科學分析：牛奶中富含鈣質和蛋白質，過量飲用牛奶，高蛋白質會影響人體對鈣的吸收。

知錯就改：一天之內喝兩三杯牛奶最合適，多喝無益。

3、三清飲食度盛夏

你想開胃健康度盛夏嗎？請堅持夏季飲食的清淡、清涼和清潔「三清」原則。

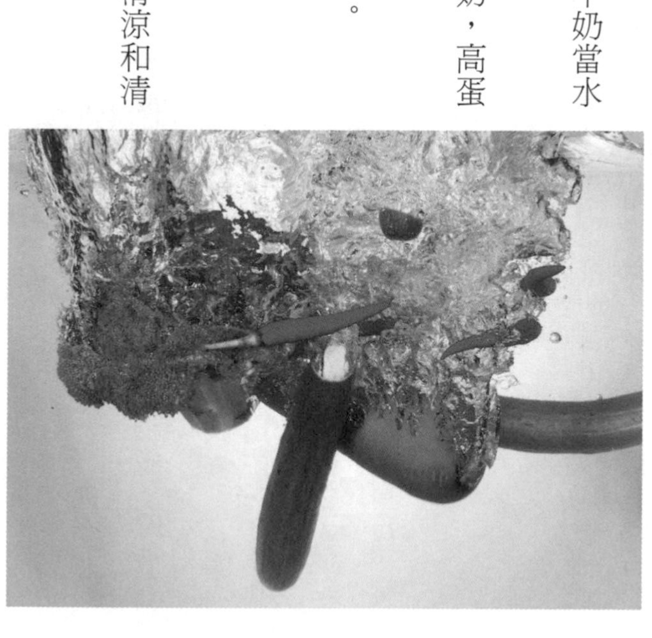

第一，清淡食品打開胃口

夏季三月，五行屬火。這個酷熱的季節人們容易多汗煩躁，津液流失多，營養消耗大，食慾下降導致人體疲乏虧損。所以在飲食上要多吃清淡軟爛易於消化的食品，以發揮敗火清熱和斂汗收液的作用，同時更能增進食慾補充營養。

清淡食品大致可以分為三類，一是富含蛋白質的肉、蛋、奶和魚類、豆製品；二是清淡的粥類食品，夏季食粥，可以潤津液，利消化增食慾，茶葉粥、綠豆粥、赤豆粥、蓮子粥、百合粥、蓮子薏仁粥等最為合適；三是富含各種維生素的蔬菜、水果，比如番茄、西瓜、楊梅、甜瓜、草莓、桃子、李子等。

第二，清涼食品驅除暑氣

清涼的飲品和食品，在驕陽似火的盛夏，具有消渴祛暑、清熱生津、清心提神的優良效果。多吃清涼食品，能有效開胃增食慾，還能有效增加人體流失的水分、鹽分和營養。綠茶、金銀花或者菊花調製成的涼茶；薏仁綠豆湯和酸梅（青烏梅）湯，都是適合盛夏飲用的清涼食品。

第三，清潔食品吃出健康

夏天多生冷食品，加之飲水過多胃液沖淡，胃部殺菌能力變低，所以要保持食品清潔。夏季溫度高食品容易變質腐爛，尤其要防止病從口入。盛夏飲食堅持如下原則，一定能吃出健康體質：一是不喝生水；二是生冷食品要洗淨消毒，三是鮮肉、蔬菜、海鮮等新鮮食品要注意保鮮，避免變質；四是生菜、剩飯要謹慎食用，一旦變質不要食用，另外放置過久的生菜、剩飯容易產生亞硝酸鹽，也不宜食用；五是生、熟切菜板要分開使用，注意消毒；六是夏季多吃食醋、蔥、蒜，能生津開胃，殺菌消毒。

養生提示：夏季清淡要有度

夏季堅持飲食清淡，並不是只吃清淡的瓜蔬果菜。飲食過於清淡，會導致人體營養不足。而且夏季一般人們都食慾不佳，過於清淡的食品無法激發人的胃口和食慾。所以，在夏季堅持飲食清淡養生清補的同時，還要講究一個限度，適量進食一些葷腥食品。下列葷腥食品，具有清補的作用：

鴨肉、泥鰍、魚、瘦肉、海產品等食物，與當歸、陳皮、甘草和黃耆等中藥一起燉湯服用，能達到進食營養葷腥和食療清補的雙重效果。

4、十寶避暑各顯神通

說到夏天的避暑食品，很多人會不約而同地想到雪糕、冷飲、水果等。其實，下面的十種寶貝，才真正稱得上盛夏裡的「避暑佳品」：

避暑第一法寶：白開水

避暑神通：在中醫界，白開水素有「百藥之王」的盛名。白開水的營養價值，高過任何一種含糖飲料。白開水還具有潤膚清腸的作用，能調節人體體溫，清潔人體內部環境，進入人體內的純淨白開水，能夠以最快的速度被腸胃吸收，進入血液循環系統，發揮優良的新陳代謝功能。

應用提醒：

第一，飲用白開水要掌握好兩點，第一是新鮮度，第二是生物活性

所謂新鮮，就是生水燒開後自然冷卻，放置時間不太長；生物活性就是開水最好密封，以免和空氣接觸揮發，損害裡面的生物活性物質。具有上述兩點的白開水最適合飲用，能迅速透過細胞膜進入細胞，被人體吸收。開水要煮沸三分鐘後再喝，這樣可以將水中的氯氣等有害物質揮發乾淨；飲水要定時，等到口渴再喝水，身體就已經十分缺水了；少喝或者不喝冰鎮冷水。

第二，夏季人體出汗多，鹽分流失比較大

白開水內適量放鹽飲用，能促進液體代謝和滲透壓的平衡，具有補充體內鹽分和防暑的雙重功效。

第三，白開水沖茶補鉀

夏季出汗，人體內的鉀也會隨汗液排除。做為人體內重要的微量元素，如果缺乏，肌肉和神經的正常功能會受到影響，人就會感到困乏無力，而且抗熱抗暑能力降低；情況嚴重者，甚至會出現心律失常和全身肌無力的嚴重症狀。

茶葉中富含鉀，白開水沖茶飲用，既能消暑解渴，又能補充體內鉀元素，是夏季避暑的飲用佳品。

避暑第二法寶

避暑神通：把西瓜稱做盛夏消暑解渴的「第一瓜」、「夏季瓜果王」，毫不為過。民間自古就有諺語「夏日吃西瓜，藥物不用抓」，充分說明了西瓜在盛夏不可替代的作用。西瓜生食能解渴生津，解暑熱煩躁，發汗利水，補充水分。

應用提醒：

第一，虛冷體質的人，具體表現為脾胃虛寒、小便頻多量多、寒積腹痛，不宜多吃；慢性胃炎、腸炎以及十二指腸潰瘍患者，也不宜多吃。沒有上述症狀的健康人，一次食用太多，容易沖淡胃液，引起腹瀉或者消化不良。

第二，糖尿病患者和腎功能不全者不宜多食，以免傷及脾胃，增加腎臟負擔和提升血糖含量。

第三，口腔潰瘍患者不宜吃西瓜。中醫認為口腔潰瘍主要是因為陰虛內熱、虛火上擾所致。吃西瓜利水，加速尿液排出，會加重陰虛症狀，不利於口腔潰瘍的痊癒。

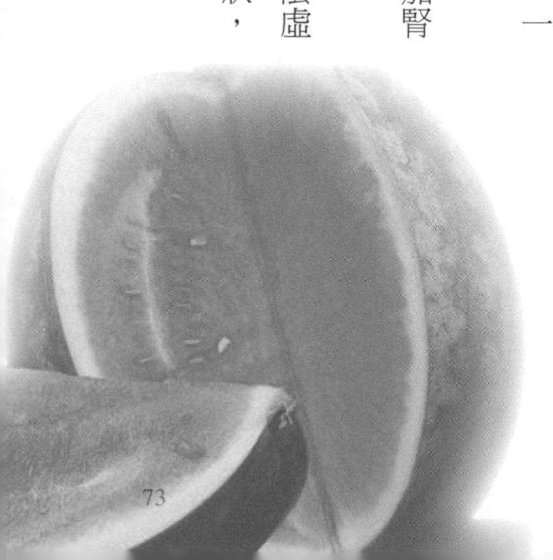

第四，感冒初期吃西瓜，會延長或者加重病情。但是感冒加重出現口渴高燒、咽痛尿黃症狀時，建議多吃西瓜，有助於病情及早痊癒。

第五，西瓜瓤具有解酒毒的作用，能治療一切熱症。西瓜皮對於腎炎水腫、糖尿病和肝病黃疸有一定的輔助療效。西瓜籽具有助消化、清肺潤肺、和中止渴的作用，對於吐血、久嗽等症狀都有很好輔助療效；籽殼對於血痢和腸風下血等症狀有療效。

避暑第三法寶：綠豆湯

避暑神通：綠豆素有「食中要物」和「濟世良谷」的美名，可見其食療價值。綠豆湯是公認的消暑清熱、解毒益氣和預防中暑的佳品，具有利水消腫和潤喉止渴的作用，對於動脈粥樣硬化、減少血液中的膽固醇及保護肝臟等均有明顯的輔助療效。

應用提醒：綠豆屬於寒涼性食品，體虛體質的人不宜食用。

避暑第四法寶：人丹

避暑神通：人丹是夏季避暑的常用藥，具有抑制嘔吐、規避穢氣和清熱解暑的效果。人丹能有效促進腸胃蠕動，緩解腸道痙攣，適合夏季高溫引起的咳嗽痰多、急性腸胃炎、水土不服、頭痛頭暈、噁心嘔吐、腹痛腹瀉和中暑等患者服用。

避暑第五法寶：茄子

避暑神通：茄子具有清熱消腫、活血止痛的作用，是夏季避暑佳品。茄子富含蛋白質、鈣質和多種維生素，可以防止血管破裂、降低血壓。

應用提醒：茄子屬於寒涼類食品，消化不良和脾胃虛弱者不宜多食。

避暑第六法寶：番茄

避暑神通：番茄味道酸甜可口，生吃、熟吃皆宜，具有開胃抗暑、清熱解毒和涼血平肝的作用。番茄富含大量的維生素，是水果類的佼佼者，能有效增強人體體質，提高抗暑避暑的能力。

應用提醒：沒有分熟的番茄要炒熟或者做湯食用，不可生吃。

避暑第七法寶：冬瓜

避暑神通：冬瓜是夏季治療及預防中暑、發燒的首選食品。口味清淡的冬瓜，富含維生素B和植物纖維，具有清熱解渴、利水消腫和止咳化痰的作用。

應用提醒：久病臥床患者和虛弱體質的人不宜多吃。

避暑第八法寶：黃瓜

避暑神通：黃瓜水分充足，具有很強的消暑解渴功能。夏季吃一根鮮嫩爽口的黃瓜，會使你的胃口大開，神清氣爽。黃瓜富含維生素B、C、E及鈣質，具有利水除濕、清熱潤腸、鎮痛和美容的效果。

應用提醒：黃瓜屬於寒涼性食品，消化不良和脾胃虛寒者不宜多吃。

避暑第九法寶：陳醋

避暑神通：在夏季，人們會大量飲水，人們飲水較多，胃酸被沖淡減少，導致食慾不振胃口變差。進食適量食醋，可以增加胃酸濃度，增進食慾，生津開胃，幫助消化，增強人體的抗暑能力。烹調放醋、小口直接飲醋都有避暑效果。

應用提醒：腸道傳染疾病在夏季比較流行，吃醋能有效殺滅腸道病菌。同時，烹調中放醋，有助於人體對食物中鐵的吸收，減少蔬菜中維生素C的流失。

避暑第十法寶：苦瓜

避暑神通：苦瓜比西瓜更具有開胃爽口和祛暑清心的效果。古代醫學典籍中就認為苦瓜「苦味能清熱」、「苦味能健胃」。苦瓜味道甘苦，品性寒涼，具有清熱瀉火和防暑抗暑的作用。苦瓜甘苦的味道能刺激津液胃液分泌，使人食慾大增。苦瓜泡製的涼茶，飲後更能消暑怡神。所以說，夏季避暑，苦瓜是必不可少的佳品之一。

應用提醒：苦瓜生吃屬於寒性食品，熟吃屬於溫性食品。所以脾胃虛寒者不宜生吃，孕婦須慎食。

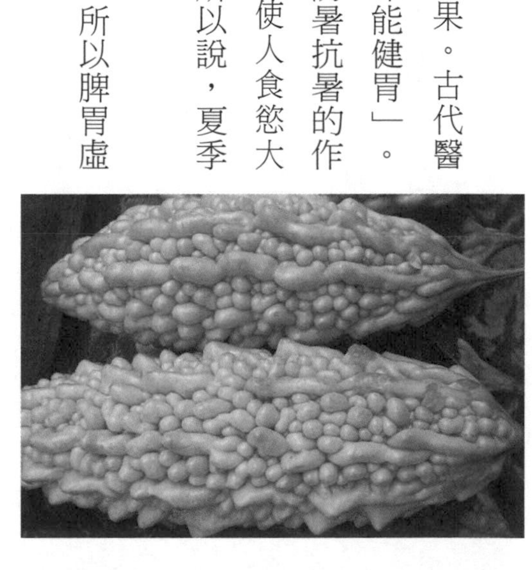

5、夏季幾種常見水果的飲食養生禁忌

（1）李子

養生功效：李子味道鮮美汁液豐富，具有活血脈、清肝熱、滋潤肌膚和烏髮的作用。

食用禁忌：

第一，俗語有「李子不沉水者有毒」之說。發澀發苦是李子沒有分熟的表現，放在水中漂浮不沉。未分熟的李子有毒不宜食用。

第二，李子不宜多食。李子屬於溫性食品，多吃容易引發潮熱多汗、心煩發燒和腦漲虛熱等症狀；李子吃多了容易損壞牙齒，還容易生痰。

第三，李子不可和蜂蜜、雀肉一同食用。否則損害人體五臟，嚴重者還可致人死亡。

（2）香蕉

養生功效：

第一，細心的人會發現，有些運動員中場休息時，有吃香蕉的習慣。這是因為香蕉能迅速補充人體能量。夏天天氣炎熱人體能量流失較多，香蕉中的醣分能迅速轉換成葡萄糖，以最快的速度被人體吸收，是盛夏養生的最佳食品。

第二，香蕉中富含鉀元素，能增加人體肌力和肌耐力，盛夏食用能有效抗疲倦。

第三，多吃香蕉能預防和治療高血壓以及心血管疾病。

第四，香蕉具有潤腸通便的作用，是治療幼兒便秘的佳品。香蕉內富含可溶纖維（果膠），對腸胃有補益作用，可以促進消化。

第四，香蕉內的氨基酸，有鎮靜安神的作用，可以緩解緊張情緒，治療失眠。

第五，香蕉具有清熱解毒、潤肺止咳的作用。

食用禁忌：

第一，香蕉屬於寒性食品，適合體質燥熱的人食用。胃部虛弱和畏寒體弱的人不宜多吃香蕉。

第二，香蕉不宜空腹食用。香蕉富含鎂元素，對於心臟功能有影響，對心血管功能有抑制作用。空腹食用會導致人體中的鎂元素增多，破壞鈣鎂平衡，對人體健康不利。

第三，香蕉含鉀豐富，腎炎腎功能不全者不宜多吃，一天最多半根為宜。香蕉含糖量較高，糖尿病患者也要少吃。

（3）橘子

養生功效：

第一，橘子具有健脾順氣、止咳化痰和潤肺止渴的功效，男女老少，尤其是患有慢性支氣管炎和心血管疾病的中老年人的最佳水果食品。

第二，橘子裡面富含蔗糖、果糖和葡萄糖等多種醣分，還有維生素、蛋白質、脂肪、檸檬酸、食物纖維、脂肪酸以及多種礦物質。最新科學研究顯示，橘子具有抗癌作用，對於胃癌、咽喉癌和口腔癌都有預防和輔助療效。

第三，橘子中富含鉀元素，具有降壓和維持正常心率的作用；橘子中的維生素C、類胡蘿蔔素和黃酮類化合物，具有很強的抗脂質氧化作用，能有效預防和緩解動脈粥樣硬化。

澳大利亞醫學界最新研究顯示，橘子有很強的心血管保護功能，能有效預防中風。

食用禁忌：

第一，橘子裡面含有有機酸，容易刺激胃黏膜，所以不要空腹食用。

第二，橘子屬於溫性食品，多吃容易上火，導致咽喉乾痛、口舌乾燥生瘡和大便秘結等症狀。除此之外，一次食用過多或者連續使用過度，會導致皮膚發黃。

第三，過量食用橘子，會引起膽結石和尿結石。

第四，兒童不宜過多食用橘子。

橘子中的胡蘿蔔素，要透過肝臟轉化成維生素A。如果兒童一次食用過多橘子，幼兒肝臟無法轉化大量的胡蘿蔔素，這些多餘的胡蘿蔔素就會隨著血液向全身各部位散布，誘發兒童的不良反應。

第五，橘子不宜和蘿蔔同食，也不宜和牛奶同食。

（4）蘋果

養生功效：蘋果素有「最健康、最營養」水果之稱，「一天一蘋果，醫生遠離我」，充分說明了蘋果的養生功效。蘋果富含大量的營養物質，具有降脂降壓、預防癌症、強化骨骼、維持人體酸鹼平衡、生津解毒、益氣和胃和抗氧化的作用，是夏季健康美容佳品。同時，生吃蘋果還可以調理腸胃，潤腸通便。蘋果營養豐富但熱量不高，減肥者可以放心食用。

食用禁忌：蘋果不能和海味食品一起食用，否則可能引起噁心嘔吐、腹痛腹瀉。

（5）石榴

養生功效：石榴口味甘酸，能生津開胃，是夏季抗暑開胃的佳品。石榴能有效治療咽喉燥渴，具有止渴生津、固腎收斂和澀腸止瀉的作用。

食用禁忌：石榴多吃容易生痰傷齒，所以不可貪多。

（6）鳳梨

養生功效：鳳梨對於高血壓、支氣管炎和腎炎水腫等症狀都有很好的輔助療效。鳳梨味道甘酸，是盛夏開胃抗暑的佳品。

食用禁忌：有些體質的人不宜食用鳳梨，否則會導致鳳梨中毒，出現噁心嘔吐、腹痛腹瀉、頭痛頭暈等，情況嚴重者還會突然暈倒甚至休克。所以，患有鳳梨過敏症狀的人不宜食用。

（7）荔枝

養生功效：荔枝的含糖量十分高，佔果肉的20%。同時，荔枝的維生素C含量，每一百毫升荔枝果汁中，最高可達70毫克。此外，荔枝還富含蛋白質、脂肪、檸檬酸、果酸、磷、鈣、鐵等成分，是補血壯陽的佳品，有補腦健身和通身益智的功效。

食用禁忌：荔枝屬於溫熱食品，不適合陰虛肝熱者食用，痛風和糖尿病患者也不宜多吃。荔枝大量進食會導致上火，尤其是兒童不能大量食用。

（8）芒果

養生功效：外表金黃的芒果，汁液甘美果肉清香，是盛夏開胃止嘔的佳品。芒果是典型的熱帶水果，有「熱帶果王」的盛名。它具有很好的養生效果，具有降壓美膚、防癌抗癌、開胃清腸、防止便秘和動脈硬化的作用。芒果皮還能治療濕疹皮炎，芒果葉的萃取物還具有抗菌殺毒的作用。

食用禁忌：感染性疾病、發炎症狀和皮膚病患者不宜進食；體質帶濕者不宜進食，否則會引起病情惡化；虛寒咳嗽患者也不宜進食。

6、夏季飲食不能過於「水果化」

炎熱、乾渴、食慾不振，炎炎夏季成了水果的消費高漲期。不少人為了消暑減肥，用水果代替正常飲食，認為「一天三餐只吃水果，修身養顏一舉兩得」。這種認知和做法是缺乏科學依據的。

第一，營養學家認為，進食任何食品都要有個限度，水果也不例外。人體中的各種營養，比如礦物質、蛋白質和碳水化合物等，是無法單靠水果來獲取的。長期堅持「水果化」飲食習慣，用水果來代替正餐，人體基本營養無法得到維持，對於免疫系統、消化系統和內分泌系統都會產生不良影響。除此之外，大量攝取口感甘甜富含醣分的水果，也難以有減肥減脂的作用。

所以，盛夏「水果化」的飲食方式並不可取。適量搭配水果，合理進食正餐，才會有一個健康的體質，幫你度過難熬的盛暑。

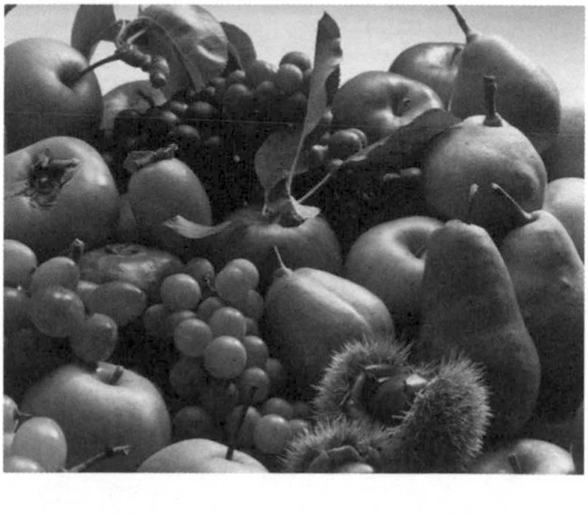

第二，盛夏吃水果要把好消毒關。很多水果往往有農藥殘留，一旦誤食會造成有機磷中毒，所以進食之前消毒最重要。吃水果之前用流水洗淨，再在清水中浸泡半個小時到一個小時，讓殘留毒素徹底溶解。

第三，特殊人群進食水果要多方瞭解多諮詢醫生。比如孕婦，避免食用過於冰涼的水果，糖尿病人不要進食富含醣分的過甜水果；體質燥熱的人不宜多吃荔枝等溫熱水果等。

第四，過量進食水果會造成血液中三酸甘油脂升高。所以要多搭配蔬菜和正餐食用。

7、巧做水果菜，幫你度盛夏

（1）西瓜六道菜

西瓜菜一

材料：西瓜瓤。

製法用法：西瓜瓤榨汁隨量飲用。

夏用小提示：顏色鮮豔口感鮮甜，具有潤體開胃的良效，是夏季消暑佳品。

西瓜菜二

材料：西瓜肉、精鹽、蒜蓉、雞粉、白糖、麻油各適量。

製法用法：西瓜去瓜瓤，削去外面硬皮，將西瓜肉切片，用適量食鹽醃漬十幾分鐘，加蒜蓉、雞粉、白糖和麻油攪拌均勻即可隨量食用。

夏用小提示：清爽開胃，是夏季開胃消暑的清涼小菜。

西瓜菜三

名稱：酸辣西瓜

材料：西瓜肉、豆豉、洋蔥各適量，食用油、精鹽、辣椒和食醋各少許。

製作方法：

①西瓜挖淨瓤，削去外面硬皮切塊，用食鹽醃漬半個小時，瀝去水分；再用白糖食醋醃漬半天。

②洋蔥洗淨切絲。

③將醃好的西瓜肉加上辣椒在油鍋爆炒，撒上洋蔥，翻炒熟調味後即可食用。

用法用量：隨量食用。

夏用小提示：具有開胃消滯的良好作用，是盛夏消暑養生的佳品。

西瓜菜四

名稱：鹽水沾西瓜

材料：西瓜肉、食鹽各適量。

製法用法：西瓜瓤切塊；食鹽用溫水溶解，西瓜塊蘸鹽水隨量食用。

夏用小提示：味道清甜，具有解暑良效。

西瓜菜五

名稱：薏仁煲西瓜

材料：西瓜硬皮、薏仁、綠豆各適量，食醋或者白糖各少許。

製作方法：

①薏仁、綠豆清洗乾淨，西瓜硬皮洗淨切塊。

②西瓜皮和薏仁、綠豆一起煮，根據口味加入白糖或者食鹽，可鹹可甜。

用法用量：隨量食用。

夏用小提示：味道甘甜或甘鹹，具有清熱祛濕的作用。

名稱：煎西瓜皺餅

材料：西瓜瓤、麵粉、蛋清、食用油各適量。

製作方法：

①西瓜瓤去籽打成碎蓉，瀝去多餘汁液，用麵粉、蛋清和白糖調勻，分成幾個較為稀軟的小丸子。

②小丸子滾上麵粉，反覆揉搓至小丸子變硬，捏成圓餅。

③油鍋燒熱，將小圓餅入油鍋炸熟即可。

用法用量：隨量食用。

夏用小提示：噴香卻不油膩，甘甜清爽，是夏季的開胃佳餚。

●芒果沙拉

材料：芒果、洋蔥、紅椒、芫荽、蜜糖、檸檬、柳橙、沙拉醬等。

製作方法：

①芒果、洋蔥、紅椒、柳橙洗淨去皮去籽切片，芫荽洗淨切段。

②檸檬洗淨榨汁。

③上述蔬果片和檸檬汁、蜜糖和沙拉醬攪勻即可食用。

用法用量：隨量食用。

夏用小提示：酸甜可口，醒胃祛暑。

8、夏季「吃苦」有講究

一年四季多吃苦味食品，對人體大有補益。尤其是盛夏，味道甘苦的食品，具有生津開胃、抗暑清熱的功效，不妨多吃。但是，夏季「吃苦」需要遵循科學的飲食規律。

第一，夏季吃苦要選擇有益無害的食品。

有些苦味食品含有毒素，在進食之前一定要有所認識。有些原本不是苦味的食品，突然發苦，不宜食用。有些黃瓜發苦，極有可能是毒素作怪，最好不要食用，還有一些蘿蔔，變質也會有苦味，也不宜食用，苦杏仁中的苦杏仁甙，進食後經過腸道吸收，有可能產生劇毒物質氫氰酸，情況嚴重者有可能造成呼吸中樞麻痺，導致死亡。

另外，夏季吃苦不能標新立異，要選擇那些經過飲食實驗的苦味食品。甜瓜的瓜蒂和根部味道發苦，有人認為具有消暑清熱解毒的作用，採摘到家裡，食用之後引起嘔吐、腹瀉和胃痛等不良反應。那是因為瓜蒂和根部的甜瓜毒素在「作怪」。

第二，夏季吃苦要因人而異。

苦味食品屬於寒涼類食品，具有燥濕通便和清熱瀉火的作用，體質虛弱、脾胃虛寒、大便溏稀和脘腹疼痛的人不宜食用。老人和小孩通常脾胃多虛弱，也不宜過多食用苦味食品。

養生提示：適宜夏季進食的苦味食品

下列苦味食品適合夏季食用：

苦瓜：苦瓜味道甘苦，屬於寒性食品，具有消解疲乏、除邪祛熱、益氣壯陽和清心明目的功效。鮮苦瓜泡茶，能有效治療中暑發燒。苦瓜中的活性蛋白，具有殺滅癌細胞的作用。同時，苦瓜富含類似於胰島素的乳汁，能有效降低血糖，是糖尿病患者的最佳食品。

絲瓜：絲瓜味道甘苦清涼，瓜肉鮮嫩，具有很好的清熱化痰效果，做菜、做湯皆宜，是夏季清熱開胃的佳品。

芹菜：芹菜味道甘苦，具有平肝涼血和清熱利濕的作用。對於咳嗽多痰、眼睛腫痛和牙痛等症狀都有療效。芹菜還具有降血壓、降膽固醇的作用，芹菜煎汁或者榨汁食用，對於冠狀動脈硬化、心臟病和高血壓患者都有明顯的輔助療效。

苦菜：苦菜也是夏季開胃生津的佳品，具有涼血清熱和解毒的功效。苦菜富含豐富的維生素、礦物質、膽鹼、酒石酸、甘露醇等多種成分，能有效抑制白血球的生成，對於大腸桿菌、金黃色葡萄球菌和綠膿桿菌有一定的殺滅抑制作用。

萵筍：萵筍味道甘苦，屬於寒性食品，也是夏季開胃生津的良好食物，萵筍具有利氣寬胸、清熱化痰和瀉火解毒的作用，對於咳嗽痰多、乳汁不通、胸膈煩熱、脘悶食少和大小便不利等症狀都有輔助療效。兒童常吃萵苣，對長牙換牙都有益處。

苦丁茶：苦丁茶是消暑解熱開胃的盛夏佳品，具有健胃消食、清熱解毒、減肥防癌、止咳化痰、殺菌消痰、活血脈、提神醒腦、抗輻射、明目益思、降血脂、降低膽固醇等功效，為涼肝散血、止痛消炎良藥。

9、消暑涼茶清涼一夏

●薄荷涼茶

材料：薄荷葉、甘草，各6克，白糖適量。

製作方法：加水1000克將甘草和薄荷煎煮五分鐘，放入白糖攪勻即可。

用法用量：隨量飲用。

夏用小提示：盛夏常飲此涼茶，能提神醒腦。

●陳皮茶

材料：陳皮（晾曬乾的橘皮）10克，白糖各適量。

製作方法：陳皮溫水浸泡洗淨撕碎，放入茶杯中再用沸水中沖泡，蓋上蓋子悶十分鐘左右，去掉陳皮渣，放入白糖攪拌均勻。

用法用量：放置涼後放入冰箱冰鎮飲用，口味更好。隨量飲用。

夏用小提示：消暑解渴，止咳化痰，健益脾胃。

●桑菊茶

材料：桑葉、白菊花各10克，甘草3克，白糖適量。

製作方法：將上述主料溫水浸泡洗淨，加適量水煎煮去渣，放入白糖攪拌即可。

用法用量：隨量飲用。

夏用小提示：清肝明目、散熱清肺、潤喉止渴，對於風熱感冒有輔助療效。

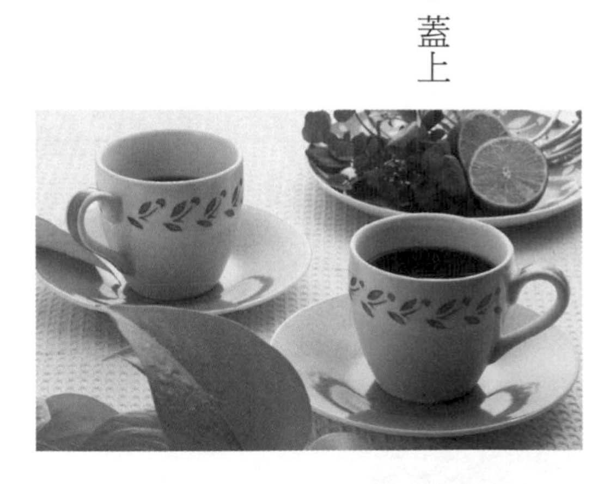

●桑菊山草茶

材料：山楂15克，菊花12克，草決明9克，桑葉9克。

製作方法：將上述材料加適量水煎煮，去渣後即可飲用。
用法用量：隨量飲用。
夏用小提示：具有活血散瘀和清肝明目的良好功效，能有效治療高血壓和風熱感冒。

●荷葉茶

材料：荷葉半張，滑石、白朮各10克，甘草6克，白糖適量。
製作方法：荷葉洗淨撕成碎塊，和上述中藥一起放入水中，煎煮二十分鐘，去渣放入白糖攪勻後即可。
用法用量：隨量飲用。
夏用小提示：防暑降溫。
注：新鮮荷葉適量切碎，加水煎煮代茶飲，不拘量。具有清熱解暑的功效，對於肥胖症和高血壓症狀都有療效。

●銀竹茶

材料：竹葉9克，金銀花15克。
製作方法：將上述材料加適量水，煮沸即可飲用。

用法用量：隨量飲用。

夏用小提示：具有清熱解毒和消煩止渴的作用，對於小便不利和暑熱口渴都有療效。

●米粥茶

材料：白米100克，茶葉6克。

製作方法：

①茶葉開水沖泡十分鐘，濾渣取汁。

②白米淘洗乾淨，放入茶水中煮粥即可。

用法用量：隨量飲用。

夏用小提示：可以開胃消積，有助消化。

●山菊茶

材料：乾山楂150克（鮮品加倍），白菊花15克，白糖200克。

製作方法：

①山楂片洗淨，加2000毫升水煎煮，旺火煮沸後再煎煮半個小時。

②加入白菊花，將白菊花攪爛後熄火，浸泡三十分鐘後濾渣取汁，加入白糖攪勻放涼。

用法用量：冰鎮味道更佳，隨量飲用。
夏用小提示：具有健胃消食和清熱解暑的作用，對於高血壓、高血脂、消化不良、脘腹飽脹和肥胖等症狀都有輔助療效。

●杏仁茶

材料：杏仁200克，白糖400克。
製作方法：
①用熱水將杏仁浸泡十五分鐘，去掉外皮榨汁待用。
②鍋中加水2000毫升，放入杏仁汁和白糖攪勻，旺火煮沸後即可。
用法用量：隨量飲用。
夏用小提示：具有潤腸通便、止咳化痰和清暑解渴的作用，適合感冒咳嗽和氣喘患者飲用。

●五味子茶

材料：五味子3克，蜂蜜20克。
製作方法：五味子文火炒至微焦，搗爛。和蜂蜜一起用400毫升沸水沖泡。
用法用量：分三次溫熱服用，每天一劑。

夏用小提示：長期飲用對於盛夏導致的體乏無力、食慾不振、口乾煩渴、消瘦多汗和氣短懶言等都有療效，是一種簡單良效、安全廉價的夏季保健佳品。

●烏梅茶

材料：烏梅、陳皮、甘草、神曲、山楂適量。

製作方法：上述材料一起加適量清水煎汁，濾渣取汁即可。

用法用量：隨量飲用。

夏用小提示：此茶為夏季消暑防暑、消除疲勞的清涼健康飲料，具有生津殺菌、止渴消暑和胃健脾的良效，對於瀉痢、心煩胸悶、消化不良、食慾減退、久咳、煩渴等症狀都有很好的輔助療效。

禁忌：此茶不宜多飲，否則對筋骨和脾胃都有損傷，也容易損害牙齒。飲後漱口、刷牙。

●薄荷綠茶

材料：乾薄荷10克、冰糖、綠茶少許。

製作方法：薄荷洗淨切碎；鍋內加2000毫升水，旺火煮沸後，放

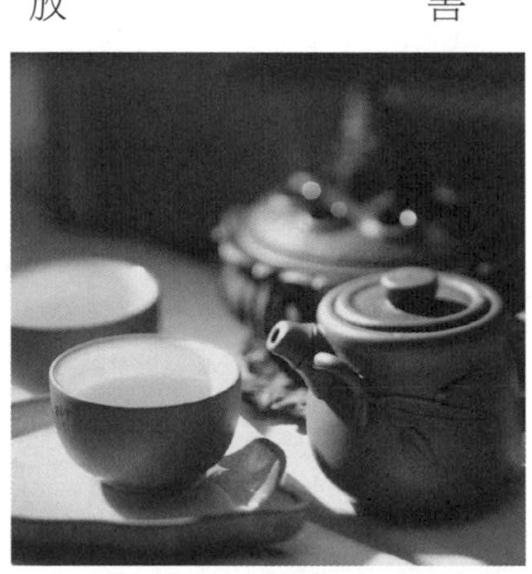

入薄荷和綠茶，煮沸後熄火浸泡，水變涼後即可濾渣取汁，加冰糖攪拌即可。

用法用量：隨量飲用。

夏用小提示：薄荷綠茶清香涼爽，是盛夏消暑的佳品，對於體內煩躁火熱、腸胃鬱燜和風熱感冒都有輔助療效。

●冬瓜茶

材料：冬瓜1000克，生薑少許。

製作方法：

①冬瓜洗淨去皮去籽，切塊；生薑洗淨切片。

②鍋內加水1600毫升，旺火煮沸後放入薑片和冬瓜，蓋蓋子小火煮十分鐘後熄火，加蓋悶二十分鐘後即可。

用法用量：隨量飲用。

夏用小提示：此茶是夏季消暑佳品，冷飲熱飲皆宜，具有解燥消腫的效果。可以根據自己口味加糖或加鹽，甜鹹皆宜。

●玫瑰普洱茶

材料：玫瑰花6克、普洱茶和蜂蜜各適量。

製作方法：普洱茶用開水沖泡，倒掉第一泡水。然後放入玫瑰花一起開水沖泡，加冰糖攪勻即可。

用法用量：隨量飲用。

夏用小提示：消暑解渴，盛夏飲品。

10、藥露DIY，清涼抗酷暑

藥露，也稱做花露，是夏季清熱解毒抗暑的養生保健佳品。早在清朝，有人這樣評價藥露：「用得其宜，遠勝諸藥」、「氣味清淡，芳潔無色，便於口服」，充分肯定了藥露的養生保健效果。在盛夏，飲用清涼的藥露，勝過市面上的各種飲料，能消暑生津，解除煩渴，有效補充體內水分，對於食慾不振、口渴心煩、身體疲憊和失眠無神等症狀都有療效。

●荷草露

材料：薄荷10克，甘草3克，蜂蜜適量。

製作方法：將甘草和薄荷用沸水3000毫升煮沸，十五分鐘後加入蜂蜜攪勻，涼後可飲。

用法用量：隨量飲用。

消暑小提示：能有效解毒利咽和止咳清肺，對於咳嗽、聲音嘶啞和咽喉乾癢疼痛等都有療效。

●桔甘露

材料：麥冬和玄參各10克，甘草和桔梗各5克。

製作方法：上述諸材料一起用沸水沖泡二十分鐘即可。

用法用量：隨量飲用。

消暑小提示：此藥露能有效清熱滋陰、利水通便，對於大便乾燥秘結、聲音嘶啞、乾咳無痰和咽喉腫痛等都有很好的食療效果。

●荷花露

材料：白荷花50克，冰糖適量。

製作方法：適量水將白荷花煮沸15分鐘，濾渣取液，加入冰糖攪勻。

用法用量：隨量飲用。

消暑小提示：此藥露氣味清香，涼後飲用，具有清涼心脾、消解暑熱、爽神消煩、化痰止咳的作用，對於感冒暑熱，煩熱口渴和喘咳痰血等症狀都有輔助療效。

●石斛露

材料：川石斛50克。

製作方法：沸水煎煮二十分鐘。

用法用量：濾渣取汁，分次隨量飲用。

消暑小提示：石斛能有效生津益胃、清熱養陰，實乃消暑之佳品。對於中暑口渴、口唇乾燥、津液消耗過度、低熱不退和口乾舌紅等都有輔助療效。

●三鮮露

材料：鮮竹葉、鮮荷葉、鮮薄荷各30克，蜂蜜（冰糖或者白糖皆宜）適量。

製作方法：將上述材料加清水2000毫升，煎煮十分鐘後濾渣取汁，放入蜂蜜調勻即可。

用法用量：冷後代茶飲，隨量飲用。

消暑小提示：能有效清熱防暑、生津止渴，為盛夏消暑之佳品。

●菊蜜露

材料：菊花40克，紅棗5顆，麥冬15克，蜂蜜適量。

製作方法：紅棗溫水浸泡洗淨，和上述諸主料一起加水2000毫升，旺火煮沸後燜三分鐘，濾去渣子放蜂蜜調味。

用法用量：隨量飲用。

消暑小提示：此藥露甘甜清香，清涼爽口，能有效生津止渴、明目養肝、清心健胃和消除疲勞。

●銀花解毒露

材料：淡竹葉、菊花和金銀花各25克，蜂蜜適量。

製作方法：上述三料加水2000毫升煎煮15分鐘，濾渣取汁，放適量蜂蜜調勻。

用法用量：隨量飲用。

消暑小提示：能有效清涼心熱、明目除煩、通便解毒。

●竹葉露

材料：竹葉、麥冬和地骨皮各15克。

製作方法：一起加水煎煮半個小時。

用法用量：每天一劑，一天喝三四次。

消暑小提示：具有生津祛暑、涼血瀉火和清熱止渴的良效，對於口渴多汗和五心煩熱症狀都有療效。

●三豆荷葉露

材料：綠豆100克，荷葉15克，黃豆、白扁豆各30克，蜂蜜適量。

製作方法：綠豆、黃豆和白扁豆溫水浸泡洗淨去雜質，荷葉洗淨切碎，用紗布包好。上述材料一起入鍋煮至豆熟爛後，去除荷葉包，加蜂蜜調味即可。

用法用量：隨量飲用。

消暑小提示：具有清熱祛暑、解毒利濕和健脾和中的良效，對於慢性腹瀉和脾虛濕重等都有療效。

●西瓜翠衣露

材料：西瓜皮適量，冰糖少許。

製作方法：將西瓜皮削去外面翠衣，洗淨切塊。放入鍋中加適量清水煮沸十五分鐘，加入冰糖即可。

用法用量：隨量飲用。

消暑小提示：是消夏之佳品，能有效利尿解壓、清熱瀉火、消暑除煩。對於口舌生瘡、暑熱煩渴、小便短赤和高血壓等症狀都有良好的輔助療效。

●金銀花露

材料：金銀花20克，白糖15克。

製作方法：沸水1000毫升沖泡即可。

用法用量：待涼後即可隨量飲用。

消暑小提示：金銀花乃清熱解毒之「聖品」，是消夏抗暑不可替代的佳品。具有消暑解煩、抑制痢疾、清熱解毒之功效，對於多種病毒病菌都有很好的抑制殺滅作用，能有效治療夏季熱症、流行性感冒、腹瀉痢疾以及幼兒熱癤、毒痱等症狀。

●菊花露

材料：白菊花和白糖各10克。

製作方法：沸水沖泡，加蓋浸泡片刻。

用法用量：隨量飲用。

消暑小提示：白菊花也是消夏佳品，能有效散結風熱、清肝解毒和潤體明目，對於頭痛眩暈、目赤腫痛和風熱感冒等症狀都有防治作用，還能擴張血管、降低血壓，高血壓病人最為適宜飲用。

11、炎熱夏季預防「中濕」

在濕度較高的夏季，氣候濕熱、陰雨綿綿，暑濕很重。在這個季節，由於過量食用生冷瓜果、甜食或者飲食不潔，再加上氣候原因久居潮濕環境，或者遭受霧露雨淋，或者多汗濕衣等，人體很容易遭受外來濕邪的侵襲，患上濕病。

濕病泛指因為潮濕濕潤而引起的病症，是中醫獨有的病名，也是常見的疾病之一，分為內濕和表濕兩種。

濕病最常見的症狀為怕冷但體溫不太高、頭重頭悶（有被布包裹之感）、全身肌肉痠痛、懶惰、胸悶不舒、口黏或有些甜味、舌苔變厚等。

急性腸胃炎、腸傷寒、風濕性關節炎、急性泌尿系統感染等都屬於濕病。所以，夏季不僅要預防中暑，還要預防中濕。

預防夏季「中濕」要從以下幾點做起：

第一，不要淋浴受潮，也不要長時間在冷水中浸泡。

第二，居住的環境要保持通風乾燥，避免受潮。

第三，少吃生冷油膩食品，切忌過量進食冷飲，以免傷及脾胃引發濕病。

下面介紹幾款治療濕病的藥膳食療方法：

●清蒸白魚

材料：鮮蘑菇50克，鮮白魚500克，薑、精鹽、蔥、豬油、黃酒少許。

製作方法：

①白魚刮磷去腮去內臟，洗淨瀝乾水分；蘑菇洗淨；薑洗淨切片，蔥洗淨切段。

②精鹽塗抹白魚全身以及腹內，放入大碗醃漬片刻。

③將蘑菇、蔥段、薑片、黃酒和豬油放入碗內，隔水蒸二十五分鐘即可。

用法用量：隨量食用。

食療小提示：適合濕病患者食用，具有強體延壽、溫中補虛、補肝明目和健脾利水的良效。

●番茄雞片

材料：番茄200克，雞蛋清1個，雞胸肉150克，植物油、精鹽、料酒、白糖、澱粉水適量。

製作方法：

①雞肉洗淨，挑去筋膜，入開水焯去血污，切片；番茄開水燙過，切片；雞蛋和澱粉水攪勻。

②油鍋放油，燒至四分熱的時候放入雞片，打散炒熟，撈出來瀝油。

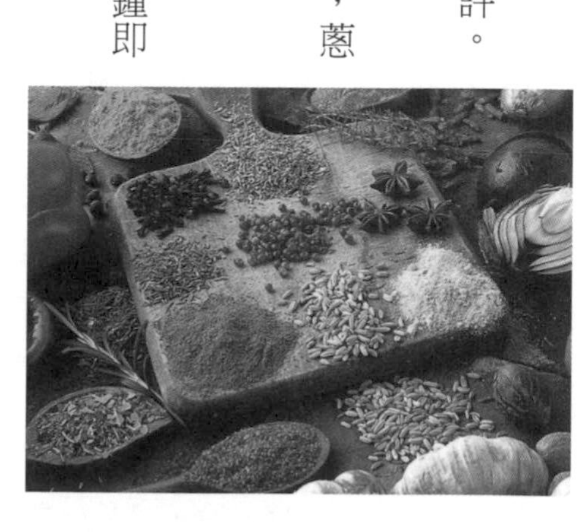

③番茄入油鍋翻炒，加入高湯、白糖、料酒和精鹽，澱粉水勾芡，倒入雞片翻炒幾下即可。

用法用量：隨量食用。

食療小提示：具有健脾強胃、補益五臟、調經活血和強健筋骨的作用，適合濕病患者食用，對於濕病有很好的防治作用。

●燴牛肚

材料：熟牛肚300克，高湯150克，醬油、味精、料酒適量。

製作方法：

①牛肚洗淨切片，入開水中焯去血污腥臊，瀝乾水分。

②鍋內加高湯適量，放入牛肚片、醬油、味精、料酒和精鹽，旺火煮沸後小火慢燉。鍋內液汁收乾後即可。

用法用量：隨量食用。

食療小提示：具有補養脾胃、補益五臟和補中益氣的良好效果。

●麵筋釀豆腐

材料：麵筋10個，豆腐300克，鹹肉50克，香菇3朵，植物油20克，醬油、精鹽、味精適量，澱粉、薑少許。

製作方法：

①鹹肉溫水浸泡，洗淨切丁；香菇溫水浸泡洗淨，泡發後切丁；豆腐開水焯後瀝乾水分切碎；薑洗淨切末。

②將鹹肉丁、香菇丁和豆腐碎末一起塞入麵筋內放入鍋中，加醬油、薑末、植物油和清水各適量。大火煮沸後小火慢燉，湯汁變濃後用澱粉水勾芡即可。

用法用量：隨量食用。

食療小提示：具有健脾利濕、利水消腫和補中益氣的功效。

●燒扁豆

材料：扁豆400克，植物油25克，醬油、精鹽、白糖適量。

製作方法：

①扁豆洗淨，去蒂，擇淨筋絡，切段待用。

②油鍋放油，油熱後倒入扁豆略煎。將鍋內餘油倒出來，放入適量精鹽和清水，連同扁豆燜煮幾分鐘，用醬油味精調味即可。

用法用量：隨量食用。

食療小提示：具有消濕熱、和中氣、暖脾胃和補五臟的作用。

●炒茼蒿

材料：茼蒿500克，植物油、精鹽和味精各適量。

製作方法：茼蒿洗淨切段，放油鍋煸炒，加精鹽、味精調味即可。

用法用量：隨量食用。

食療小提示：補養脾胃，消除濕熱。

●鴿子山藥玉竹湯

材料：中等大小的白鴿1隻，山藥30克，玉竹參20克，精鹽少許。

製作方法：

①白鴿去毛去內臟去爪子去頭，洗淨，入開水焯去血污和腥臊，再用清水洗淨。

②山藥玉竹浸泡洗淨。

③鍋內放水，將上述材料一起燉煮，旺火煮沸後改用小火慢燉，最後加食鹽調味即可。

用法用量：隨量食用。

食療小提示：具有滋陰補腎，健脾潤燥的功效，適合濕病患者食用，有預防濕病的作用。

●百合蘆筍湯

材料：蘆筍250克，料酒15克，百合10克，味精、麻油、食鹽和高湯各適量。

製作方法：

①蘆筍去皮洗淨，切成寸段，放入湯碗內備用。

②百合泡發洗淨，在開水中煮沸一兩分鐘，撈出來瀝乾水分切成小塊。

③高湯用味精麻油食鹽調好味，沖入蘆筍碗，放入百合即可。

用法用量：隨量食用。

食療小提示：具有預防和治療濕病的作用，能有效清心安神，潤肺止咳，益氣健脾。

●紅棗花生湯

材料：紅棗、花生各50～100克，白糖適量。

製作方法：紅棗和花生用溫水浸泡洗淨，加水一起煮，花生熟後放入白糖攪勻。

用法用量：隨量食用。

食療小提示：具有預防和治療濕病的作用，能有效調補脾胃，固益正氣。

●雞汁粥

材料：中等大小的雞1隻（或雞胸肉200克），粳米100克，精鹽少許。

製作方法：

①雞去毛去內臟洗淨；粳米淘洗乾淨。

②加適量清水將雞煎汁，用雞湯將粳米煮粥，食鹽調味即可。

③或者將雞胸肉洗淨剁碎，和粳米一同煮粥，加精鹽調味。

用法用量：隨量食用。

食療小提示：具有預防和治療濕病的作用，能有效補虛損，健脾胃。

●山藥薏仁柿餅粥

材料：薏仁和生山藥各100克，柿餅30克。

製作方法：

①薏仁和山藥洗淨，搗碎；柿餅洗淨切碎。

②薏仁和山藥一同煮爛，放入柿餅碎末即可。

用法用量：隨量食用。

食療小提示：具有預防和治療濕病的作用，能有效滋陰清熱，理脾祛濕。

●糯米粥

材料：糯米200～300克（或糯米、粳米各半），白糖適量。

製作方法：糯米淘洗乾淨，加適量清水煮粥，旺火煮沸後改用小火慢燉，米爛湯稠，加糖攪均。

用法用量：隨量食用。

食療小提示：補中益氣，溫胃健脾。

●粟米粥

材料：粟米300克，白糖適量。

製作方法：粟米淘洗乾淨，加適量清水煮粥，旺火煮沸後改用小火慢燉，米爛湯稠，加糖攪均。

用法用量：隨量食用。

食療小提示：具有預防和治療濕病的作用，能有益脾胃，補虛損。

第三節 秋季食補和食療

1、秋季食補法則

夏去秋來，煩熱的天氣逐漸變得清爽，正所謂「秋高氣爽」，氣溫的變低，使得人們食慾增加，消化能力提高。在飲食上，秋天是彌補炎熱夏季因為胃口變差而導致營養不足的最好時節。秋天又是收穫的季節，各種當季食品紛紛上市，瓜蔬果菜種類齊全數量繁多，動物的肉質也變得脂肥味美。正因如此，面對超強的胃口和食慾，面對豐富的應時食品，更要堅持科學的進食食補原則，才能有益身體健康。

總而言之，秋季的特點是由熱轉寒、陰長陽消，因此在食補保健上，要堅持益氣潤燥為原則，以補益肝臟、強健脾胃和清益肺部為主要內容。飲食要以清潤甘酸為準，寒涼搭配得當。

第一、剛入秋天保養脾胃

秋季雖然乾燥風大，但是立秋剛剛開始之時，盛夏的高溫還在延續，溫度高濕度大，人們不會馬上感到秋燥和秋涼，依舊感到潮熱、濕熱和悶熱。再加上盛夏季節人們多清淡多冷食，脾胃功能比較弱。所以這個時候不宜進行大補，要少吃或者不吃滋膩的養陰食品，如鹿角膠、阿膠等，以免加重脾胃負擔，導致消化功能紊亂。

秋天，尤其是初秋要清補。所謂「清補」，就是在飲食上多吃富含營養而又不油膩的食品，具體而言就是多吃利濕清熱和健益脾胃的食品，以調理盛夏以來較為虛弱的脾胃功能，為中秋晚秋和冬季進補打下基礎。不妨多吃紅小豆粥、綠豆粥、薏仁粥、荷葉粥、紅棗山藥粥、蓮子粥、扁豆粥等。

秋季清補要遠離過於溫熱的藥物或者食品，比如羊肉、肉桂、人參和鹿茸等，以免加重秋燥症狀。秋補還要堅持對症而補的原則，要對自己的體質有一個清楚認識，在醫生的辨證下科學進補。

第二、少辛多酸滋潤肝肺

按照傳統中醫學理論，從立秋到立冬的三個月，屬於秋季。秋天多風乾燥，燥是秋天的主氣，燥氣很容易對肺部造成損害。因此，在食物的選擇上，要注重食補對於人體器官的平衡。

秋天肺氣太盛，而肝氣較弱，因此要堅持少辛多酸的飲食原則，減辛以平肺氣，增酸以助肝氣，以防肺氣太過勝肝，使肝氣鬱結。

補肺潤燥，要多吃富含水分的食品，比如水果、蜂蜜、芝麻等，以補充身體水分，對抗秋燥天氣，防治唇部開裂等乾燥天氣對人的損害。再者，這些含水易消化的食品，還能有效補益肺陰，避

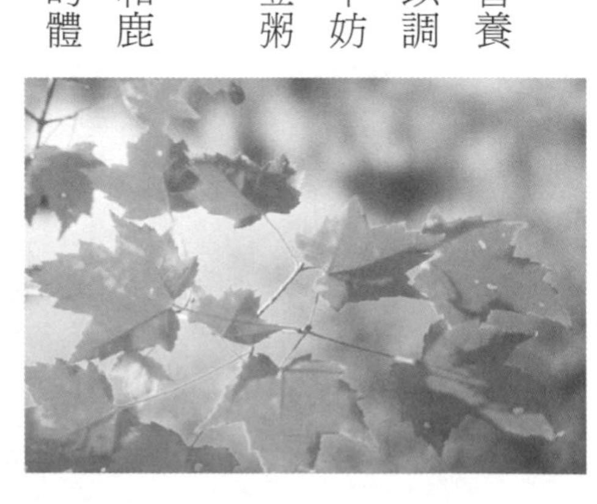

免肺部遭受秋燥損害，誘發各種疾病。

下列食物都是秋天平肺助肝的佳品：葡萄、蘿蔔、芝麻、糯米、蜂蜜、荸薺、梨、柿子、百合、甘蔗、蓮子、鳳梨、木耳、乳品、香蕉、銀耳等。

第三、營養均衡對抗秋燥

第一要多喝鹽水和蜜水。秋高氣爽，風大天乾，要多喝水，防止皮膚乾燥開裂，避免外邪入侵，維持體內水分的代謝平衡。

早晨一杯淡鹽水，晚間一杯蜂蜜水，既能有效補充人體水分，又能防治便秘，是食療養生抵抗衰老的良好習慣。

第二要多吃蔬菜。秋天蔬果豐富，綠葉菜、冬瓜、蘿蔔、蘋果、西葫蘆、茄子、香蕉等，都是秋天宜吃的蔬果，能有效補充體內礦物質和維生素，中和體內的酸鹼平衡，清熱解毒，促進健康。

第三多吃富含蛋白質的食品，比如豆類食品等，少吃油膩肥厚的食品。秋天天乾氣躁，少吃蔥、薑、蒜、韭、辣椒等辛辣食品，少吃或者不吃燒烤油炸食品，以免增加秋燥症狀。

第四不要飲食過量。秋天身體狀況變好食慾增加，尤其要節制食慾，以免熱量攝取過量，轉化成脂肪導致肥胖。俗語有「長秋膘」之說，長秋膘是飲食過量的結果，盡量避免。

第五適度水果，對付溫燥。立秋之後雖然天氣涼爽，但是八、九月份會有短暫的回熱天氣，謂之「秋老虎」，一般持續一週到半個月不等，給人暑熱難耐的感覺。秋老虎來臨，高溫少雨、天晴乾旱、空氣乾燥，溫燥不請自來。這種天氣對於人體津液消耗很大，引發口乾少津、毛髮乾枯、皮膚乾燥枯裂、胸痛乾咳、大便乾結和咽乾少痰等症狀。

這個時節人們通常多吃瓜果用來清火，這樣反倒增加腸胃負擔，導致體內醣分代謝的紊亂，反倒不利於健康。對付秋老虎，抑制溫燥，水果進食要適度，不可過量。

第四、遠離生冷保護胃氣

秋天天氣變涼，要注意保護胃氣。秋天宜吃溫性食品，避免生冷寒涼食品。常言道「秋瓜壞肚」，就蘊含了這種食療養生常識。秋天進食寒涼生冷瓜果食品，容易影響腸胃功能，造成消化不良，導致濕熱內積、毒素聚集體內，引發腹瀉、痢疾等各種腸道消化疾病。

養生提示：正確對待秋補

秋補要有針對性，要因人而異，辨證對待，有針對性地進行秋補：

第一，秋補要根據各自的身體狀況。不同的人有不同的體質，即便是虛症體質，也分為血虛氣虛、陰虛陽虛等不同類型。秋補要對症下藥，聽從醫生意見，認清自己體質。比如血虛體質者，應多吃紅棗、花生等補血食品，陰虛體質者多吃麥冬、百合和枸杞等食品。

第二，工作環境不同，滋養方式也不同。身處乾燥通風的環境中，比如長期戶外工作或者室內裝有空調，人體容易產生燥火，需要進食滋潤肺部的食品；如果所在的工作環境潮濕寒冷，就不宜進食瀉火滋養的食品了。

第三，年齡不同，秋補也有差異。幼兒體質較弱，不宜進食大寒大熱的食品；老人肝腎不足，不宜進食溫燥的食品或藥物；孕婦則不宜進食活血潤滑的食品或藥品。

第四，區域不同，氣候條件和生活習慣也不同，人體的生理活動和病理變化也存在差異，所以在秋補時，也會有所區別。地處潮濕環境的人，多吃溫燥辛辣的食品；地處寒冷的人，飲食則注重溫熱滋膩。

總而言之，秋季補養要堅持合理科學的原則。中醫講究「春夏養陽，秋冬養陰」的原則，十分注重秋冬進補。但是進補不可亂補，要堅持七項原則：

1、無病不要亂補。無病亂補增加開支，損害健康。

2、對症下藥，根據自身情況進補。

3、凡補必肉不科學。吃肉過多影響消化，尤其是中老年人，過量進食肉食，腸胃功能原本減退，往往不堪重負。食用過多肉質食品，還會誘發心血管疾病。

4、切勿以藥代食。常言道「藥補不如食補」，秋補盡量多吃有食療作用的食品，安全又健康。

5、重「進」也要重「出」。人們往往重視秋補的入口食品，重視「進」。但是體內的毒素也需要定時排除，減少毒素在腸胃的逗留時間，輕身通便有益健康。所以，進補除了注意進食之外，還要重視潤腸通便，養成定時排便的習慣。

6、秋補要「多變」。有些人喜歡按照自己的口味，日復一日地重複進食某一樣食品或者藥物，這樣一補到底、恆久不變的方法是錯誤的，久而久之會導致營養失衡。所以秋補要注重飲食花樣的翻新。

7、並非越貴越好。秋補要堅持缺什麼補什麼的原則，一定不要按照高低貴賤來選擇補品或者飲食。要堅持食用適合自身情況的藥品或者食品。

2、秋補四大寶

百合、紅棗、紅薯和枸杞是秋補的四大寶物，下面我們一一介紹：

秋補第一寶：百合

簡介：因其外表高雅純潔，百合素有「雲裳仙子」的美名。按照中國的傳統文化，百合的名字也富含「百年好合」和「百事合意」的文化內涵，所以備受人們喜愛，自古以來就是婚禮上不可缺少的吉祥花。

百合又名喇叭花、六瓣花、卷丹、蒜腦薯等，種類繁多。因為百合的莖部由多數肉質鱗片包合而成，所以稱為「百合」。

秋補要則：百合有乾品和鮮品兩種，含有豐富的維生素、蛋白質、鈣、鐵、磷以及脂肪等，是老少咸宜的養生保健佳品。

百合具有滋陰清熱、清肺潤燥和健益脾胃、鎮咳平喘、清心安神的作用，是難得的秋補佳品；百合味道甘苦，品性微寒，入心肺二經，更是清補之品。

食療舉例

●銀耳百合粥

材料：百合和粳米各60克，銀耳適量，白糖6克。

製作方法：粳米淘洗乾淨，百合洗淨，銀耳泡發洗淨，一起煮粥，放入白糖攪勻即可。

用法用量：隨量食用。

秋補小提示：養顏潤膚、安神解煩，是秋補佳品。

●白果百合炒

材料：白果、百合和青辣椒各適量，食用油、精鹽、味精、澱粉水各少許。

製作方法：白果洗淨開水焯一下；百合洗淨；青椒洗淨切絲。一起入油鍋煸炒，勾芡即可。

用法用量：隨量食用。

秋補小提示：具有潤肺止咳的作用，適合老年人食用，是秋補佳品。能保護血管、預防冠心病、大腦中風和動脈粥樣硬化。

秋補第二寶：紅棗

簡介：紅棗又名紅棗、棗子和乾棗，富含大量醣分、脂肪、胡蘿蔔素、蛋白質、維生素以及鈣磷鐵、環磷酸腺苷等，紅棗中所含的維生素C在同類果品中最多，素有「維生素之王」的美稱。

秋補要則：紅棗味道甘美，不僅是進食佳品，也是治病良藥，更是秋補佳品。紅棗具有補氣益血、保護肝臟和降低血脂的作用，對於初秋的脾胃虛弱、氣血不足等都有很好療效。紅棗對於慢性肝炎、貧血、肝硬化以及過敏性紫癜都有良好的輔助療效。

食用禁忌：紅棗品性偏濕熱，不宜多食；有內濕熱症狀的患者不宜食用，否則會出現胃脹、寒熱口渴等不良反應。

食用舉例：

●棗米粥

材料：紅棗6克，粳米120克。

製作方法：紅棗溫水浸泡洗淨，粳米淘洗乾淨，一同煮粥。

用法用量：隨量食用。

秋補小提示：此粥清淡甘甜，具有養血安神和補益脾胃的作用，能滋陰養顏，是秋補食療佳品。

●百合紅米粥

材料：糯米200克，百合6克，紅棗7顆，白糖適量。

製作方法：糯米淘洗乾淨，紅棗溫水浸泡洗淨，百合洗淨。一起煮粥，入白糖攪勻。

用法用量：隨量食用。

秋補小提示：此粥適合女性食用，是秋補佳品。能補血安神、清熱安神和抑制虛火上升的作用。

●紅棗養顏湯

材料：紅棗50克、水發黑木耳100克、白糖適量。

製作方法：紅棗溫水浸泡洗淨，黑木耳洗淨，一起煮爛，放白糖調勻。

用法用量：隨量食用。

秋補小提示：此湯是秋補佳品，具有潤肺健脾、止咳補損和補益五臟的作用。

秋補第三寶：紅薯

簡介：紅薯學名甘薯，又稱白薯、蕃薯、地瓜、山芋、紅苕等。紅薯富含澱粉、纖維素、維生素、鎂、磷、鈣等礦物元素和亞油酸等。紅薯中富含的上述營養物質能有效保持血管彈性、阻止醣分轉化為脂肪、預防和治療老年便秘等，是糖尿病患者、肥胖患者和便秘患者的最佳食品。紅薯有「抗癌之星」的美稱，居於二十種抗癌蔬菜之首。

秋補要則：紅薯味道甘甜品性平和，十分適合秋天食用。能有效補中和血、益氣生津、消除脾虛水腫、潤腸通便的作用。

食用提醒：

第一，紅薯中富含大量賴氨酸，比麵粉、白米高得多，兩者同吃，能給人體帶來全面的蛋白質補充。紅薯的營養價值是蔬菜中的佼佼者，歐美人讚譽紅薯是「第二麵包」，法國人稱它為「高級保健食品」，這都肯定了紅薯的營養保健價值。

第二，紅薯要蒸熟食用，否則食用後難以消化，會產生不適感。

第三，紅薯中含有氧化酶物質，食後容易在腸道產生二氧化碳氣體。一次進食過多，會有腹脹、放屁和呃逆症狀。紅薯富含大量醣分，多吃容易刺激胃酸，產生「燒心」的不適感。

禁忌：柿子不宜和紅薯同食；濕阻脾胃、氣滯食積者慎食。

食用舉例：

●紅薯百合粥

材料：百合、紅薯、青豆、白米、冰糖各適量。

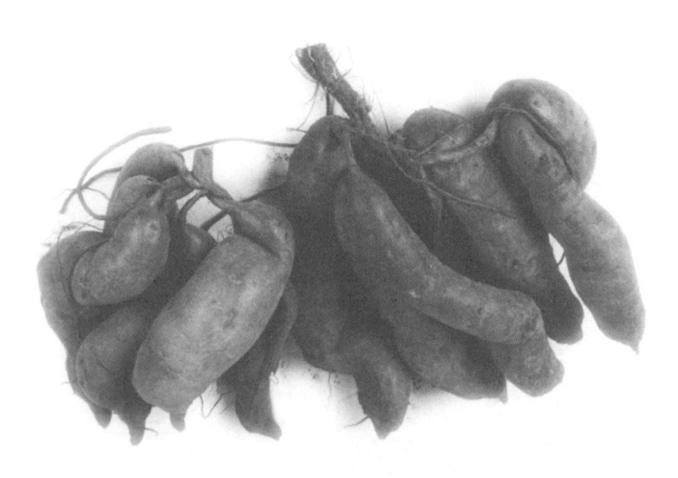

製作方法：紅薯洗淨切片，白米、青豆和百合洗淨，一起煮粥，調入冰糖即可。

用法用量：隨量食用。

秋補小提示：秋補兩寶百合、紅薯搭配，營養價值極高，具有祛燥潤肺、滋陰養顏的作用。

●薯炒黃瓜

材料：紅薯、幼嫩小黃瓜、香菜葉、蔥段和蒜末各適量，食用油、鹽和雞粉少許。

製作方法：

①紅薯、黃瓜洗淨切成塊。

②油鍋放油燒至四分熱時，放入蔥段、蒜末爆香，放入紅薯片炒五分熟，再放入黃瓜翻炒。

③加適量清水，放食鹽、雞粉，湯汁收乾時即可。

用法用量：隨量食用。

秋補小提示：具有補虛、健脾和強腎的作用，是秋令食療佳品。

秋補第四寶：枸杞

簡介：枸杞名稱繁多，是一種最為常見、最為常用的食療保健品，也是一味療效顯著的中藥材。

枸杞外表鮮紅，味道甘甜。中國的典籍《本草綱目》中稱枸杞「久服堅筋骨，輕身不老，耐寒暑」。

秋補要則：枸杞具有養肝明目、生津止渴、補腎益精、潤肺止渴和補血安神的功效，是秋令進補之佳品。秋天氣候乾燥，皮膚容易乾裂起屑。這個時節適當進食枸杞，能有效滋潤肌膚。枸杞搭配酸性食品如山楂等，具有「酸甘化陰」的良效。

禁忌：高血壓和個性急躁的人不要食用。

食用舉例：

●枸杞銀耳湯

材料：枸杞25克，水發銀耳150克，冰糖25克，白糖50克。

製作方法：

①銀耳入溫水浸泡一個小時洗淨，除去雜質；枸杞溫水浸泡洗淨。

②適量水旺火燒開，放入冰糖、白糖，煮沸後撇去浮沫，糖汁變成清白顏色時放入枸杞和銀耳，燉至銀耳有膠質時，倒入大湯碗內。

用法用量：隨量食用。

秋補小提示：具有滋補健身的作用，是秋季清補佳品。

●枸杞爆河蝦

材料：河蝦500克，枸杞30克，食用油、蔥末、薑末、白糖、料酒、精鹽、味精各適量。

製作方法：

①枸杞溫水浸泡洗淨；河蝦去鬚，洗淨瀝乾水分。

②枸杞15克煎汁，剩下的15克放小碗內，隔水蒸熟。

③河蝦分兩次入油鍋，炒至蝦殼發脆時即可撈出。

④鍋底留少量油，放入蔥末、薑末、白糖、料酒、精鹽、味精和煎好的枸杞汁液，燒至湯液濃稠時，放入河蝦和隔水蒸好的枸杞，翻動幾下，淋麻油即可。

用法用量：隨量食用。

秋補小提示：具有溫肝補腎和益氣助陽的作用，對於早洩遺精、小便頻數、失禁和肝腎虛寒等都有療效，是秋令時節的食補佳餚。

3、秋令蔬果食養經

秋令時節是收穫的季節，物產豐美，蔬果多樣。下面介紹秋令時節最常食用的食品的營養價值、食療功效和食用禁忌。

●柿子

時令注解： 柿子是秋天的時令果品，我國民間素有「七月核桃、八月梨，九月柿子上滿集」的說法。九月霜降後，柿子就開始大量上市了。

營養成分： 柿子營養價值十分豐富，每100克可食部分含有水分80.6克，蛋白質0.4克，脂肪0.1克，膳食纖維1.4克，醣類17.1克，鈣9毫克，磷23毫克，鐵0.2毫克，鋅0.08毫克，還含有胡蘿蔔素0.12毫克，維生素B0.02毫克，尼克酸0.3毫克，維生素C30毫克等營養成分。

食療價值： 中醫認為，柿子性寒味甘澀而澀，具有清熱止渴、潤肺化痰、健脾澀腸、涼血止血、平肝降壓、鎮咳等功效。適用乾熱渴、咳嗽、吐血、口瘡、痔瘡、腫痛、腸出血等症。

食用禁忌：

①吃完柿子後，不可立即喝冷水，也不能哭鬧生氣。

②柿子不能和螃蟹、白薯、紅果和魚、蝦同食。

③空腹不宜食用。

④糖尿病人不宜食用。

●蘿蔔

時令注解：初秋的蘿蔔含有大量水分，營養豐富，是防秋燥的佳品。秋天蘿蔔賽水梨，就是說秋天進食蘿蔔，能潤腸補水，去除盛夏帶來的心火。

營養成分：蘿蔔的營養豐富，每100克中含水分93.9克，蛋白質0.8克，脂肪0.1克，膳食纖維0.6克，醣類4克，胡蘿蔔素20微克，維生素B0.03毫克，維生素$B_2$0.06毫克，尼克酸0.6毫克，維生素C18毫克，鈣56毫克，磷34毫克，鐵0.3毫克等營養物質。此外，還含有澱粉酶、苷酶、氧化酶、觸酶等多種酶類。

食療價值：民間素有「十月蘿蔔小人參」的諺語，充分表明了蘿蔔的食療價值。李時珍在《本草綱目》中稱蘿蔔「可生可熟，可菹可醬，可豉可醋，可糖可臘，可飯，及蔬中之最有利益者。」

蘿蔔具有消食順氣、醒酒化痰、治喘止渴、利尿散瘀和補虛的功效。蘿蔔可用於食積脹滿、咳嗽多痰、胸悶氣喘、消渴、吐血、衄血、痢疾、偏正頭痛等症。

蘿蔔含有芥子油，是辛辣味調料的來源，芥子油和蘿蔔中的酶類相互作用，能促進腸胃蠕動，增進食慾，幫助消化。

蘿蔔具有很強的抗癌、防癌功能：蘿蔔含有一種能將致癌的亞硝胺分解掉的酶，並且含有大量的維生素C，能保持細胞屏障結構的完整，可抑制體內癌細胞的生長。由於蘿蔔中的膳食纖維能刺激腸胃蠕動，可以減少糞便在腸道內停留的時間，保持大便通暢，使糞便中的致癌物質即時地排出體外，預防腸癌的發生。

烹飪提醒：蘿蔔脆嫩多汁，既可當作水果生食，又可涼拌或熟食，適用多種烹法，常用於燒、燉、拌、煮等，還可採用醃、醬、泡、曬乾的加工方法，做成多種蘿蔔製品，隨時可吃。

食用禁忌：蘿蔔具有很強的理氣作用，正在服用人參等補氣藥物者不宜食用。

●河蟹

時令注解：秋季是河蟹大量應市之時，此時的河蟹肉質肥美，味道鮮嫩，是吃河蟹的佳期。

營養成分：河蟹肉白細嫩，鮮美無比，每100克中含有水分75.8克，蛋白質17.5克，脂肪2.6克，醣類2.3克，鈣208毫克，磷142毫克，鐵1.6毫克，鋅3.32毫克。此外，還含有維生素A 0.389毫克，維生素B 0.01毫克，維生素B_2 0.1毫克，尼克酸2.5毫克，維生素E 2.99毫克等營養成分。

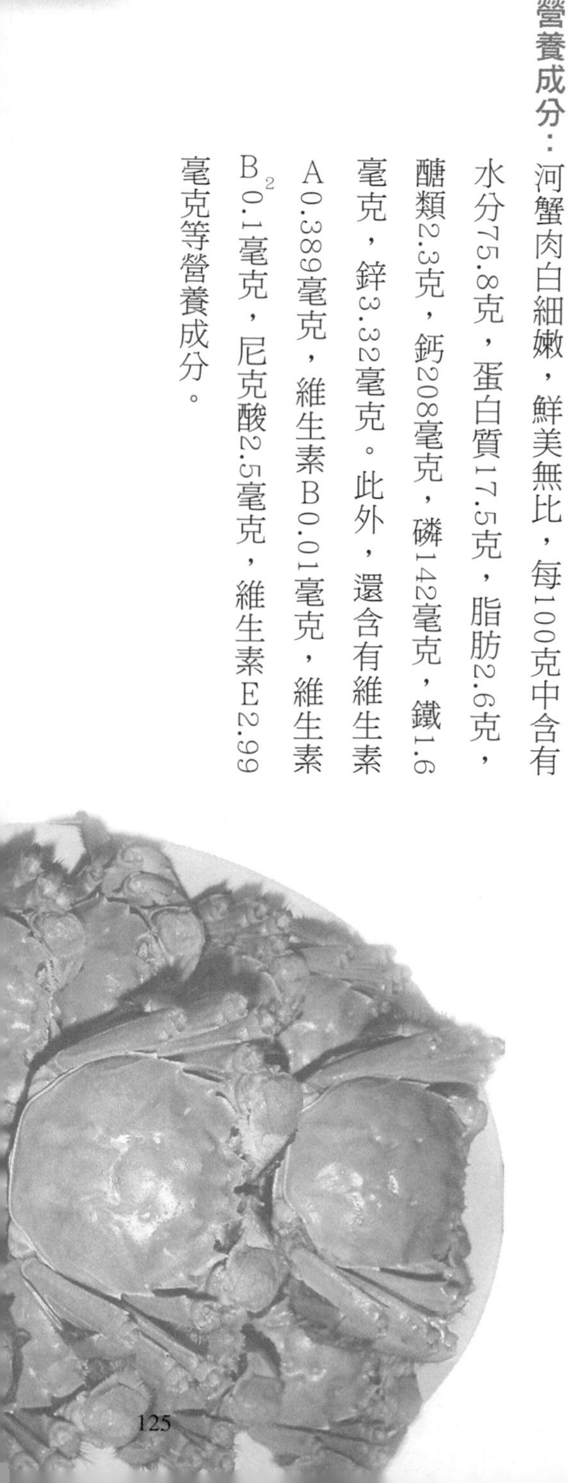

食療價值：中醫認為，河蟹性寒味成，具有清熱散結、補益肝腎、通脈滋陰、生精益髓、和胃消食、散熱通絡、強壯筋骨等功效，可用於跌打損傷、產後腹痛、黃疸、眩暈、健忘、瘧疾、漆瘡、燙火傷、風濕性關節炎、腰痠腿軟、喉風腫痛等症。現代醫學研究顯示，蟹肉可提高人體的免疫功能，蟹殼中所含的甲殼素可增強抗癌藥的作用，降低血膽固醇的水準。

烹飪提醒：

①河蟹在淤泥中生存，以動物屍體或腐殖質為食，因而蟹的體表、鰓和腸胃道中布滿了各類細菌和污泥。食用前應先將蟹體表、鰓、臍洗刷乾淨，蒸熟煮透後再食用。

②河蟹往往帶有肺吸蟲的囊蚴和副溶血性弧菌，烹飪時高溫消毒。食蟹要蒸熟煮透，一般煮沸後再加熱30分鐘才能起到消毒作用。

③吃蟹時應當注意四清除。

第一，清除蟹胃，蟹胃俗稱蟹屎包，在背殼前緣中央似三角形的骨質小包，內有污沙；

第二，清除蟹腸，即由蟹胃通到蟹臍的一條黑線。

第三，清除蟹心，蟹心俗稱六角板。

第四，清除蟹鰓，即長在蟹腹部如眉毛狀的兩排軟綿綿的東西，俗稱蟹眉毛。

這些部位既髒又無食用價值，切勿亂嚼，以免引起食物中毒。

食用禁忌：

①蟹肉性寒，不宜多食，脾胃虛寒者尤應高度注意，以免腹痛、腹瀉。

②吃蟹時和吃蟹後一小時內忌飲茶水，因為開水會沖淡胃酸，茶會使蟹的某些成分凝固，均不利於消化與吸收，還可能引起腹痛、腹瀉。

③河蟹不宜和柿子同吃。柿子中含有大量的柿膠酚、單寧和膠質等成分，這些物質遇到胃酸後會凝結成不能溶解的硬塊，不容易消化與吸收。蟹肥正是柿熟時，有些人吃了蟹之後又去吃柿子，結果出現噁心、嘔吐、腹痛、腹瀉等症狀，這是由於柿子中的鞣酸與蟹肉中的蛋白質相遇，形成凝塊凝積於胃中所致，使人出現不適。

④過敏體質者、患有濕疹、癬症、皮炎、瘡毒等皮膚病患者、脾胃虛寒者、冠心病、高血脂症、高血壓、動脈硬化症、慢性胃炎、十二指腸潰瘍、膽囊炎、膽結石症、肝炎活動期、傷風發燒、胃痛和腹瀉的病人，忌食河蟹。

●花生

時令注解：農曆九月十月上市，應時佳品。

營養成分：花生被譽為「植物肉」，它營養豐富，每100克花生中含有水分8克，蛋白質26.2克，脂肪39.2克，醣類22克，粗纖維2.5克，鈣67毫克，磷378毫克，鐵1.9毫克，胡蘿蔔素0.04克，維生素B_1 1.03毫克，維生素B_2 0.11毫克，尼克酸10毫克，維生素C 2毫克，以及少量的磷脂、嘌呤、生物鹼、三萜皂苷和礦物質等。花生蛋白質屬於優質蛋白，容易被人體吸收，消化係數高達90％左右。

食療價值：中醫認為，花生煮熟性平，炒熟性溫，具有和胃、潤肺、化痰、補氣、生乳、滑腸的功效，可治營養不良、咳嗽痰多、產後缺乳等症，對慢性腎炎、腹水、聲音嘶啞等病也有輔助治療的作用。

食用禁忌：

①發霉花生危害極大，含有致癌的黃麴黴素，禁止食用。

②一次不可食用過多，否則引起消化不良，加重腎臟負擔。

③高血脂症患者；膽囊切除者；腸炎、痢疾、消化不良等脾弱者；跌打損傷、血脈瘀滯者；口腔炎、舌炎、口舌潰瘍、唇皰疹、鼻出血等內熱上火者不宜多吃。

●山楂

時令注解：秋季是山楂收穫的季節，山楂大量上市，是新鮮的時令佳品。

營養成分：山楂營養豐富，每100克可食部分中含有水分73克，蛋白質0.5克，脂肪0.6克，膳食纖維3.1克，醣類22克，鈣52毫克，磷24毫克，鐵0.9毫克，鋅0.28毫克，還含有胡蘿

F素0.1毫克，維生素B0.02毫克，維生素B20.02毫克，尼克酸0.4毫克，維生素C53毫克，以及山楂酸、酒石酸、檸檬酸、黃酮類物質等。

食療價值：山楂味酸、甘，性微溫，具有消積食、散瘀血、驅條蟲、止痢疾、化痰濁、解毒活血、提神醒腦、清胃等功效。山楂可用於肉積、痰飲、瀉痢、腸風、腰痛、疝氣、產後惡露不盡、幼兒乳食停滯等症。現代藥理學研究顯示，山楂中含有三萜類和黃酮類的藥物成分，具有擴張冠狀動脈、增加心肌收縮力、減慢心率和改善血液循環的功能，並具有降低血清膽固醇、降低血壓、利尿、鎮靜的作用。

山楂中的槲皮黃苷具有擴張氣管、促進氣管纖毛運動、排痰平喘之效，有利於氣管炎患者的治療。焦山楂及生山楂均有很強的抑制福氏痢疾桿菌、宋內氏痢疾桿菌、變形桿菌、大腸桿菌、綠膿桿菌、金黃色葡萄球菌的作用。

烹飪提醒：煮山楂等果品不宜用鐵鍋，最好用用砂鍋或瓷器。因為用鐵鍋煮山楂等果品，果酸溶解出來後可與鐵鍋產生化學反應，生成低價鐵化合物，人吃了也會引起中毒，患者可在食後三小時內出現噁心、嘔吐、紫紺等症狀。

食用禁忌：

①一次不宜進食過多，否則容易損傷牙齒、損耗精氣和容易有飢餓感。

②孕婦、兒童、胃潰瘍患者、低脂肪者不宜食用。

③服用人參等補品時不宜吃山楂及其製品，以防止其抵消人參的補氣作用。

●梨子

時令注解：農曆九月梨子分熟上市，是秋令應時水果。

營養成分：鮮嫩多汁，酸甜可口，營養價值也很高。每100克可食部分中含有水分90克，蛋白質0.4克，脂肪0.1克，膳食纖維2克，醣類7.3克，鈣11毫克，磷12毫克，還含有維生素B_1 0.01毫克，維生素B_2 0.04毫克，尼克酸0.1毫克，維生素C 1毫克，以及檸檬酸和蘋果酸等有機酸。

食療價值：梨子不僅是含水量極高的水果，也是藥用價值極高的中藥材，梨肉、果品和梨籽分別有不同的藥用食療價值。

①梨果：具有清熱化痰、生津潤燥等功效，對於熱病熱咳、消渴症、傷津煩渴、痰熱驚狂、口渴失音、噎膈、眼赤腫痛、消化不良等都有良好的輔助療效。

②梨果皮：清心、潤肺、降火、生津、滋腎、補陰功效。根、枝葉、花有潤肺、消痰清熱、解毒之功效。

③梨籽：梨籽含有木質素，是一種不可溶纖維，能在腸子中溶解，形成像膠質的薄膜，能在腸子中與膽固醇結合而排除。梨子含有硼可以預防婦女骨質疏鬆症。硼的充分補充對人的記憶

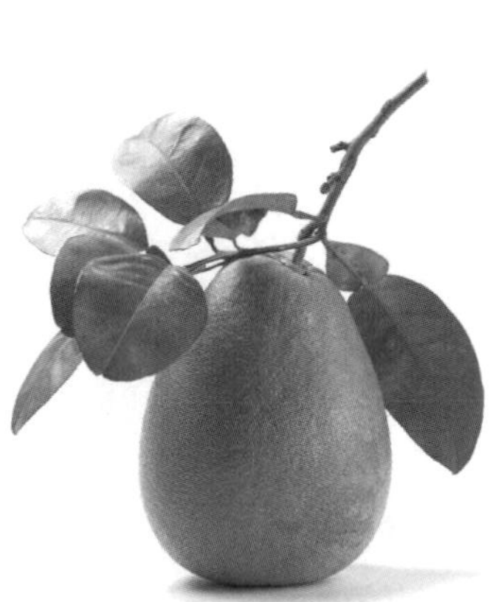

力、注意力、心智敏銳度都有好處。

食用禁忌：

①梨性偏寒助濕，多吃會傷脾胃，故脾胃虛寒、畏冷食者應少吃。
②梨含果酸較多，胃酸多者，不可多食。
③梨有利尿作用，夜尿頻者，睡前少吃梨。
④血虛、畏寒、腹瀉、手腳發冷的患者不可多吃梨，並且最好煮熟再吃，以防濕寒症狀加重。
⑤梨含糖量高，糖尿病者當慎。
⑥梨含果酸多，不宜與鹼性藥同用，如氨茶鹼、小蘇打等。梨不應與螃蟹同吃，以防引起腹瀉。
⑦用以止咳化痰者，不宜選擇含糖量太高的甜梨。

4、食療妙法抗秋燥

秋燥是秋天的「時令病」。燥，是中醫的六種外因致病因素之一。秋燥容易損傷人體津液，使人體變得口鼻乾燥、皮膚乾燥、唇部脫皮開裂、便秘、乾咳和脅痛等。秋燥的起因，一是偏寒所致，二是偏熱所致，所以在臨床上分為「涼燥」和「溫燥」兩種類型。

涼燥：秋涼燥氣入侵，肺部遭受寒燥侵襲而津液受損所誘發的病症，具體表現為惡寒無汗、頭痛身熱、耳鳴鼻塞，和風寒感冒的症狀相似。但是涼燥有津液乾燥的現象，比如兩脅竄痛、嘴唇乾燥、胸悶氣逆、連續乾咳、舌苔薄白而乾、皮膚乾痛等症。

溫燥：秋涼亢旱入侵，肺部遭受燥熱侵襲而誘發的病症。具體表現為咳痰多稀、乾咳無痰、頭痛身熱、咽喉乾痛、氣逆而喘、鼻乾唇燥、胸悶脅痛、心煩口渴、舌苔白薄而燥、舌邊尖俱紅等症。

對抗秋燥除了藥物調養之外，飲食調養也是最安全最根本的養生方式，下面介紹幾款簡單有效的抗燥飲品：

（1）

材料：生地18克、連翹12克、石膏24克、薄荷3克、甘草3克、草決明15克。

製作方法：沸水沖泡。

用法用量：隨量飲用。

秋燥小提示：具有潤燥清火的作用，對於耳鳴目赤和牙齦、咽喉腫痛症狀都有很好療效。

（2）

材料：麥冬12克、沙參10克、玉竹10克、生地18克、冰糖3克。

製作方法：沸水沖泡。

用法用量：隨量食用。

秋燥小提示：具有生津益胃的功效，對於舌燥唇乾、食慾不振、舌紅無苔和熱病後胃津未復等症狀都有很好的輔助療效。

（3）

材料：玄參和枳實各10克、麥冬15克、生地24克、桃仁和厚樸各12克、甘草3克。

製作方法：上述材料一起煎汁飲用。

用法用量：隨量飲用。

秋燥小提示：具有增液潤燥的作用，對於便秘、口舌乾燥和熱病後津液枯竭等有良好的輔助療效。

（4）

材料：生地和熟地各18克、當歸15克、白芍、秦艽和防風各12克、甘草3克、黃芩10克。

製作方法：上述材料一起煎汁飲用。

用法用量：隨量食用。

秋燥小提示：具有滋燥養榮的功效，適用於皮膚皺摺和血虛生燥等症狀。

●芝麻粥

材料：黑芝麻和粳米各適量。

製作方法：黑芝麻淘洗乾淨後晾乾炒熟，粳米淘洗乾淨，一起煮粥即可。

用法用量：隨量食用。

秋燥小提示：具有滋養肝腎的作用，適合腸燥便秘患者食用。

●百合梨湯

材料：梨1個，百合、麥冬各10克，膨大海5朵，冰糖適量。

製作方法：

①梨洗淨，去皮去核切塊，和麥冬、膨大海和百合一起煮。

②梨八分熟時放入冰糖調勻即可。

用法用量：隨量食用。

秋燥小提示：具有滋陰清熱和利咽生津的作用，是對抗秋燥的佳品。

●蜂蜜蘿蔔汁

材料：蘿蔔汁30毫升，蜂蜜20毫克。

製作方法：溫開水沖服。

用法用量：每天三次。

秋燥小提示：具有健胃消食、清熱解毒和化痰止咳的作用，能有效消解秋燥症狀。

●竹葉石膏粥

材料：粳米100克，鮮竹葉15克，麥冬20克，生石膏40克，砂糖適量。

製作方法：

①將生石膏、竹葉和麥冬煎汁去渣，留藥液150毫升；粳米淘洗乾淨。
②粳米放入藥液中，加適量水煮粥，放入砂糖調勻即可。

用法用量：隨量食用。

秋燥小提示：具有消解咽乾口燥和清熱養陰的功效。

●芡實蓮藕羹

材料：蓮藕和荸薺各100克，芡實60克，紅棗20顆。

製作方法：紅棗溫水浸泡洗淨去核，芡實、荸薺和蓮藕搗碎，和紅棗一起加水煮糊，放入冰糖適量調勻。

用法用量：每天服用一劑。

秋燥小提示：對於秋燥引起的大便乾結、口渴咽燥、食慾不振和小便短赤等有明顯療效。

●雙銀湯

材料：銀耳、白蘿蔔、鴨湯各適量，食鹽味、精各少許。

製作方法：蘿蔔洗淨切絲，銀耳泡發洗淨，一起放入鴨湯中清燉，稍微燉一下即可，不要時間過長。放少許食鹽、味精調味即可。

用法用量：隨量食用。

秋燥小提示：老少皆宜的秋令防燥佳品，具有補益肺氣、清熱祛痰的作用，適合口乾舌燥上火的人食用。

養生提示：好習慣，防秋燥

第一，秋天的晝夜溫差大，要注意適時增減衣服，高溫時不宜赤膊露體，溫度較低時也不宜衣著太厚太暖。

第二，多喝白開水和飲料，適時補充體內水分，飲水要少量多飲。蓮子、百合和蜂蜜都是解渴補水的清補佳品，可以適當食用。

第三，少吃辛辣油炸食品，以免助燥傷陰，助長秋燥症狀。

第四，保持心情愉快，心態平衡，少動肝氣，以免損耗陰津。

5、巧用飲食防燥咳

秋天天氣乾燥，容易出現口乾舌燥咽喉乾癢，引發燥咳。燥咳的主要症狀表現為乾咳不止、無痰或者少痰、口癢咽乾、聲音嘶啞、痰中帶血絲、舌紅少津等。下面介紹幾款食譜，讓你在享受美食的過程中消除燥咳。

●杏仁燉雪梨

材料：甜杏仁15克，雪梨一個，加冰糖20克。

製作方法：甜杏仁溫水浸泡，去皮碾碎；雪梨洗淨去皮去核，連同冰糖一起放入碗內，加適量清水，鍋內隔水燉一小時即可服用。

用法用量：每天早晚各服用一次，連續服用三五天。

消咳小提示：有效消除秋燥引起的乾咳，具有潤肺生津的作用。

●雪梨白藕汁

材料：雪梨、白藕各適量。

製作方法：雪梨洗淨去皮去核；等量白藕去節，切碎榨汁，濾渣。

用法用量：隨量飲用。

消咳小提示：生津解渴，治療燥咳。

●白蜜蘿蔔汁

材料：白蘿蔔汁50毫升，白蜂蜜20毫升。

製作方法：白蘿蔔汁加蜂蜜調勻即可。

用法用量：一日服用三次。
消咳小提示：生津潤肺，止咳化痰，是治療燥咳的佳品。

●貝母冰糖汁

材料：川貝母粉15克，冰糖20克。
製作方法：加水150毫升一起煮半個小時即可。
用法用量：早晚各服用一次。
消咳小提示：具有生津潤肺、止咳化痰的良效。

●銀耳燉冰糖

材料：銀耳5克，冰糖30克。
製作方法：銀耳溫水浸泡一個小時後洗淨撕碎，和冰糖一起煎汁燉煮。
用法用量：喝湯吃銀耳，睡前服用。
消咳小提示：有效治療秋燥引起的乾咳症狀。

●鴨梨粥

材料：鴨梨3個，白米50克。

製作方法：鴨梨洗淨去皮去核切塊，加水煎汁燉煮半個小時，濾去渣滓。白米淘洗乾淨，放入梨液中煮粥。

用法用量：趁熱隨量食用。

消咳小提示：具有清心火、潤肺止咳的效果，對於肺熱咳嗽有很好的輔助療效。

●雪梨南杏瘦肉湯

材料：鮮雪梨一個，南杏仁、瘦豬肉各適量。

製作方法：雪梨洗淨去皮去核切塊；南杏仁溫水浸泡洗淨；瘦肉洗淨切絲；上述材料一起煲湯兩個小時即可。

用法用量：吃肉、吃梨、吃杏仁、喝湯，隨量食用。

消咳小提示：本煲湯具有潤肺生津、清熱化痰和止咳潤燥的良好效果，是對付秋燥乾咳的佳品。

●菜乾鴨腎蜜棗湯

材料：臘鴨腎4個，豬瘦肉100克，白菜乾250克，蜜棗5個，食鹽、味精適量。

製作方法：瘦豬肉洗淨切片，白菜乾溫水浸泡洗淨切段；臘鴨腎用溫水浸軟，切片。上述材料加水一起燉煮，旺火煮沸後文火慢燉兩三個小時，食鹽味精調味即可。

用法用量：隨量食用。

消咳小提示：具有止咳生津、清燥潤肺的作用，對於咽喉乾燥、口渴欲飲和乾咳無痰等症狀都有很好的療效。

●太子參百合瘦肉湯

材料：太子參100克，百合50克，羅漢果半個，豬瘦肉150克，食鹽、味精、麻油各適量。

製作方法：

①豬肉洗淨，開水焯去血污腥臊；百合溫水浸泡洗淨；羅漢果和太子參洗淨。

②將百合、太子參和羅漢果放入鍋內加水適量，旺火煮沸後放入瘦肉，改用小火慢燉一兩個小時，入食鹽、味精、麻油調味即可。

用法用量：隨量食用。

消咳小提示：具有清潤肺燥和益肺生津的良好功效。對於秋燥乾咳、口感欲飲、咽乾氣短、氣虛肺燥和燥熱傷肺等症狀都有療效。

6、介紹幾款秋季潤肺食療食譜

●松子粥

材料：松子仁50克，粳米50克，蜂蜜適量。

製作方法：

①粳米淘洗乾淨；松子仁洗淨研碎。

②一同煮粥，粥成後放入蜂蜜攪拌均勻即可。

用法用量：早晨空腹食用一次，睡前一次。

潤肺小提示：具有潤肺、生津、補虛和滑腸通便的效果。是抑制秋季肺燥的佳品。同樣適合女性產後體虛、中老年人體弱早衰者食用。對於頭暈目眩、咳嗽咳血和慢性便秘都有良好的輔助療效。

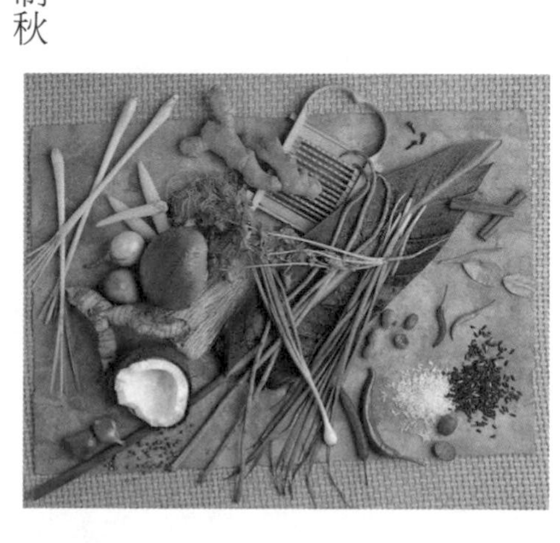

●南杏豬肺湯

材料：豬肺一個，南杏仁15～20克，食鹽、味精、料酒和麻油各適量。

製作方法：

①豬肺洗淨，將豬肺器官中的泡沫用手擠出來，切片，入開水焯去血污腥臊。南杏仁溫水浸泡洗淨。

②豬肺和南杏仁一起入砂鍋燉煮，放入食鹽、味精、料酒和麻油調味即可。

用法用量：隨量食用。

潤肺小提示：南杏仁有很好的潤燥功能，它富含蛋白質、醣分、脂肪油、苦杏仁甙、扁豆甙和杏仁油等營養物質。

此湯對於秋冬乾燥氣候引起的肺氣不開、乾咳無痰、大便乾結、喉嚨乾燥和燥熱咳嗽均有良好的輔助療效。

烹飪提醒：南、北杏仁有區別，此款食療材料用的是南杏仁。南杏仁（甜杏仁）無毒，常作小吃用；北杏仁（苦杏仁）常做中藥材料用，過量使用會出現中毒症狀。

●沙參玉竹老鴨湯

材料：老鴨一隻，沙參和玉竹30～50克。食鹽、味精、料酒和麻油各適量。

製作方法：

①老鴨去毛去內臟洗淨，開水燙去血污。

②老鴨和玉竹、沙參一起放入鍋中，文火煲湯一個小時，調味即可。

用法用量：隨量食用。

潤肺小提示：對於潤肺、治療肺燥、乾咳等有很好的輔助療效，是秋季潤肺滋補的佳餚。

烹飪提醒：一定要選老鴨，是這道菜的關鍵。

●蓮子百合煲瘦肉

材料：豬瘦肉250克，百合和蓮子各30克。

製作方法：豬肉洗淨切塊，和百合、蓮子一起隔水燉熟，加調料調味即可。

用法用量：隨量食用。

潤肺小提示：這道菜具有潤燥養肺的良好功效，上述三種材料搭配起來，營養豐富。對於神經衰弱、失眠心悸都有輔助療效，是滋補強壯的佳品。

烹飪提醒：所謂隔水燉，就是鍋內放水，材料放在碗、盤等容器中加蓋，放鍋內，將材料和水隔開燉的一種烹飪方法。

●冰糖銀耳羹

材料：銀耳10～12克，冰糖適量。

製作方法：銀耳泡發洗淨，挑去雜質撕碎，和冰糖一起放碗內，加清水適量一起隔水燉兩三個小時即可。

用法用量：隨量食用。

潤肺小提示：此羹是去燥潤肺的佳品，具有滋陰去煩、生津止渴的功效。對於秋冬時節引發的燥咳也有療效，同時還是體質虛弱者的滋補佳品。

7、介紹幾款去燥潤膚的食養食譜

秋燥使人皮膚乾燥缺乏光澤，下面幾款去燥潤膚食養食譜，能讓你吃出滋潤和美麗，是秋季的食養佳品，不妨一試：

●柿餅潤膚方

材料：秋季新鮮分熟的柿子適量。

製作方法：柿子洗淨，去皮壓扁，日曬夜露（謹防雨淋），曬乾成柿餅即可。

用法用量：每天食用兩次，每次吃柿餅兩個。

潤膚小提示：長期食用，對於秋燥引起的肌膚乾燥有滋潤作用。此法也有美膚美容的功效。

●參薑蜂蜜茶

材料：花旗參25克，鮮薑2片，蜂蜜2湯匙，清水適量。

製作方法：

①花旗參開水沖過，瀝乾水分後切成薄片；薑片洗淨。
②薑片和參片一起入砂鍋，加清水適量煎煮十分鐘，停火後燜十分鐘，濾渣取汁，加入蜂蜜調勻即可。

用法用量：每天一次，連續飲用十五天。

潤膚小提示：長期飲用，具有美膚養顏的效果，能有效對抗秋燥所致的皮膚缺水乾燥。

●番茄飲

材料：紅薯、番茄各150克，生梨1個，蜂蜜適量。

製作方法：
①紅薯洗淨去皮切塊；生梨一個洗淨去皮去核切塊；番茄洗淨切塊。
②上述三材料榨汁，濾渣取汁，加入蜂蜜調勻即可。

用法用量：每天一劑，可以長期飲用。

潤膚小提示：具有潤膚美容功效，能給秋燥之下的皮膚帶來濕潤和柔滑。

●香菇炒櫻桃

材料：鮮櫻桃40顆，豌豆苗40克，水發香菇70克，濕澱粉、料酒、味精、醬油、精鹽、白糖、熟菜油、薑汁、香油各適量。

製作方法：

①豌豆苗洗淨挑去雜質；櫻桃洗淨；水發香菇挑去雜質，去蒂，洗淨切片。

②炒鍋放油燒熱，香菇煸炒，加入適量清水和薑汁、醬油、料酒、精鹽和白糖，旺火煮沸後改用小火慢燉片刻。

③將豌豆苗放入炒鍋內，澱粉勾芡淋入攪勻，放入櫻桃和麻油，調入味精即可。

用法用量：每天一劑，可以長期食用。

潤膚小提示：尤其適合秋天食用，對於秋燥導致的皮膚乾燥少光澤，有很好的療效。長期食用可以潤膚美容。

第四節 冬季食補和食療

1、冬令進補的食療原則

民間諸多民諺，對於冬補有十分具體的描述，比如「今年冬令進補，明年三春打虎」、「三九補一冬，來年無病痛」，充分說明了冬補對於養生祛病、增強體質的重要性。長久的生活實行和醫學研究認為，冬令進行科學合理的食養食補，能有效促進新陳代謝能力、提高機體禦寒和免疫功能，人體能夠將營養物質最大限度的轉化為能量加以儲備，對於體內陽氣的升發大有裨益。

冬季的養生進補，要有科學合理的方法，以提高進補品質，使身體保持最佳狀態。

第一，冬補要以養陽滋補為主，注意保溫、禦寒和防燥。

冬天天氣寒冷，保溫禦寒是食養食補的主要內容。中醫學認為，冬季的養生食補，和調和氣血、疏通經絡以及平衡陰陽關係密切。在冬季，由於氣候的原因人們活動能力降低，尤其是中老年人、兒童等一些體質較弱的人，抵抗能力低下，身體功能變弱。因此，更適宜進行以保暖驅寒為主的食補，以便有效增加人體的營養供給，增強人體的免疫能力。這是藥物所不能替代的。

冬補應當以養陽滋補為主，順應天氣季節的特點，根據中醫「虛則補之，寒則溫之」的原則，多吃溫熱性質的食品，強調對溫補腎陽食物的攝取，提高身體的抗寒禦寒能力。

冬天人體怕冷，除了氣候原因外，人體內缺乏礦物質（尤其是鐵），也是畏寒的原因之一。因此，在飲食上，應多注意對於五穀雜糧中礦物質的攝取，保持營養平衡，不要偏食。俗話說「五穀為養、五果為助、五畜為益、五菜為充」，充分說明了膳食平衡對於營養攝取的重要性。冬補要達到「保溫禦寒」的食養效果，需要增加機體熱量的供給，多吃富含蛋白質、脂肪和碳水化合物的食品，多吃富含維生素和易於消化的食品。肉類（羊肉、牛肉、雞肉等）、魚蝦（鱔魚、鯉魚、鰱魚、帶魚、蝦等）、禽蛋、乳製品、黃豆、豌豆等豆類及其豆製品、粳米、玉米、秈米、小麥、韭菜、香菜、大蒜、蘿蔔、黃花菜、橘子、椰子、鳳梨、荔枝、桂圓等食品，都是冬令時節食補食養的佳品。

冬季畏寒怕冷的人，不妨多吃一些帶根帶皮的蔬果。因為帶根帶皮的蔬果一般生長在土壤下部，皮殼和根部富含大量的礦物質和營養素，能促進人體的禦寒保溫能力。

含碘食品也能有效供給人體熱量，進而發揮禦寒保暖的作用。含碘食品可以刺激人體的甲狀腺分泌，進而產生熱能。因此，海帶、魚蝦、紫菜、牡蠣等都是冬季適宜進食的佳品。

總而言之，高脂肪、高蛋白的肉食、富含礦物質的食品、富含維生素C的食品、富含碘的食品、富含碳水化合物的食品，都能有效供給人體熱量，發揮保溫禦寒的作用。

羊肉是冬令食補食養的佳品，尤其適合老年人滋補。人參和黃耆酒，更是禦寒滋補的聖品，晨起一杯人參酒或者黃耆酒，可以防風禦寒，活血健體。

體質虛弱的人在冬令時節，尤其要多吃燉雞、精肉、牛肉、蹄筋和牛奶、豆漿等食品，能有著強身壯體、滋養脾胃和暖體禦寒的作用。

陽氣不足體質類型的人，可以將蘿蔔和羊肉一起燉煮，添加枸杞、肉蓯蓉和巴戟肉各15克，吃肉喝湯吃蘿蔔，能有效興陽潤體增溫。

防冬燥也是冬補的一項重要任務。冬季氣候乾燥，人們常常會感到口鼻乾燥、皮膚缺水乾裂。因此，要多吃動物肝臟、新鮮蔬果和禽蛋乳製品，以補充維生素A、維生素B_2和維生素C，進而有效對抗冬燥。

第二，少辛多酸

冬天人們為了保暖禦寒，常常圍坐在一起吃麻辣火鍋。有營養專家認為，這不是一個有益的生活習慣。冬季乾燥風大，吃辣椒、蔥、薑、蒜等辛辣燥熱食品，容易上火。秋冬是收斂的季節，而辛辣食品屬於發物。在冬天吃辛辣食品容易誘發人體潛在的病症，而且辛辣食品容易入肺傷肺，還容易導致腸乾便秘。

冬天多吃辛辣食品不好，但是適宜進食酸性食品，少辛多酸是冬季食養食補的原則之一。秋冬季節容易誘發心血管疾病，而酸性食品能有效軟化血管，預防心血管疾病的發生。對於愛美的女性，酸性食品更是難得的美容佳品，長期食用能平衡人體的酸鹼度，潤膚養顏。

第三，冬季食養要堅持五項原則

一、要飲食有節制，不要暴飲暴食，堅持定時定量。節日、假日和喜慶宴席更要特別注意，飲食要適度。

二、要注意多飲水。冬天天氣乾燥寒冷，要注意多飲水，保持體內的潤澤，抵禦冬燥。科學研究顯示，一天之中早起、上午十點、下午三點和睡覺前，是人體四個最佳飲水時間。多喝新鮮的白開水，對人體最有好處。

三、要注意飲食搭配。冬天天氣寒冷，注意粗糧、細糧和蔬菜、水果的合理搭配，以便為身體提供足量的維生素、礦物質和膳食纖維，以增強體質，保溫禦寒，預防便秘和軟化血管。

四、要少飲酒。在寒冷的冬季，人們為了禦寒往往多喝酒。其實喝酒並不能增強人體的禦寒能力，反倒會刺激人體的皮膚血管擴張，導致體溫下降。所以在冬季要少飲酒，尤其是烈性酒。

五、要戒菸。抽菸的壞處我們暫且不提。在冬季抽菸，菸中的鹼性物質會導致人體四肢的血管收縮，四肢無法獲得充分熱量，導致手腳冰冷。所以冬季盡量不抽菸或者少抽菸。

養生提示：四種體質的人最適宜冬補

身體虛弱的人不需要冬補，只要注意平時的膳食平衡、多進行運動即可，需要進行冬補的四種體質者有：

一、陽氣虛弱的人。到冬天，陽氣虛人的人會有手腳冰冷、容易生凍瘡、夜尿頻繁、陽痿不舉、流清鼻涕、小便清長和大便稀爛等症狀。這類體質的人在冬季尤其注意食養食補。

二、年老體衰者。這類體質者，冬補以平補為主，多吃魚肉、雞肉、禽蛋和瘦肉等食品。

三、容易患得冬季疾病的人。這類人在冬季，容易患上一些慢性病。中醫認為這是腎陽腎氣虧損虛弱的表現，這類人在冬季適宜溫補，適當進食人參、肉桂、海馬、肉蓯蓉、熟附子、炙甘草等。

四、在春夏季節容易患病的人。一些人在春夏季節容易患病，就需要在冬季進行食養食補，為來年的好體質打下基礎，去掉春夏患病的誘因。這類體質的人冬補以高燒量、高蛋白的食物為主，適當進食羊肉和牛肉等高燒量的食品。如果配以中藥，比如當歸、黃耆、人參、龍眼肉和紅棗等做湯入食，則更能發揮食養食補的良好效果。

2、冬季進補脾胃先行

民諺說得好，「冬天進補，春天打虎」，說的是在冬令時節，脾胃的消化能力和其他季節相比，能力高，吸收好。所以，體質較弱的人冬天進補食養，能為身體儲備很好的營養和熱量，春暖花開之日會有一個好精力、好體力。身體壯、精神好，不會生病，精神抖擻地開好春天「一年之計」的好兆頭。

有些身體虛弱的人，說起冬天的食養食補就有很多煩惱：在冬天我很注意食養食補，吃了不少補品，但是為什麼我的體力還是很差，一些流行性疾病比如流感、支氣管炎還是頻頻發生呢？這種情況，是因為脾胃虛弱所導致的「不受補」的表現。

脾胃的強弱能力決定了一個人「受補」還是「不受補」。

脾胃功能好，消化能力強，才能有效吸收食補帶來的營養，強身健體。反之，脾胃能力弱消化不良的人，無法有效吸收化解進補的食物，進補之後身體受不了，會出現無法消化、腹脹甚至拉肚子的症狀。

胃部虛寒的人，也不適宜進補，否則也會出現消化不了導致腹痛、腹瀉的症狀。

心情不好肝氣鬱結的人，也不宜進補，進補後也會出現腹脹等症狀。

脾胃上火的人，食補後會出現噁心嘔吐、反胃燒心的症狀。

以上幾種情況都是「不受補」的常見情況。其原因在於脾胃虛弱。所以冬季進補，脾胃先行，首先要調理好脾胃功能，才能有效將食補的營養消化與吸收。

一般而言，脾氣虛是脾胃虛弱的一種常見症狀，具體表現為大便稀溏、四肢倦怠、舌苔淡白、腹脹腹痛、食慾不振、飯量不佳、臉色萎黃、氣虛懶言以及脈搏虛弱緩慢等。這種情況的人，在冬補食養之前需要吃一些健脾的藥物，比如人參健脾丸、參苓白朮散等藥品。用白朮、扁豆、薏仁和山藥燉肉，也是補益脾胃的好方法。

脾胃上火的人，通常有愛吃辛辣甘肥油膩食品的飲食習慣，久而久之化熱生火，熱氣火氣在腸胃聚集，進而出現胃部灼熱、容易飢餓和胃脹打嗝的症狀。這種情況的人進補之前要先清脾胃之火，平時多吃清淡蔬果，少吃油膩甘肥和辛辣食品，也可用麥冬、竹葉泡茶飲，胃火消退之後再食補不遲。

兒童和老年人的腸胃消化能力比較差，胃部常有積食停滯，往往出現食慾不振或者厭食的情況。即便進食，也會有口臭便臭、腹撐滿胃飽脹和舌苔厚膩的現象。所以，這類人群，需要進行和胃消食後才能食補。

需要注意的是，如果患有感冒症狀的人，首先要將感冒治好才能食補。冬天患有感冒的人很多，感冒常常導致外邪犯胃，出現噁心嘔吐、不思飲食和發燒怕冷的症狀。所以，感冒患者要進行開胃和胃的調理，胃部功能恢復後再進行食補。

3、幾款禦寒食品保你度過嚴冬

下面幾款食品，富含蛋白質、維生素、脂肪、碳水化合物和礦物質，能有效供給人體熱量，幫你保溫禦寒度過寒冬：

●黃豆芽

簡介：黃豆在水中浸泡發芽長成黃豆芽。黃豆芽營養豐富，味道鮮美，是冬季不可缺少的佳蔬之一。

禦寒描述：黃豆芽富含大量的蛋白質、脂肪、維生素B_1、維生素B_2、維生素C，以及鈣鐵磷等微量元素和糖、粗纖維等碳水化合物。因此，黃豆芽具有很好的保溫禦寒功能，是冬季食養食補的佳品。

烹飪提醒：

第一，黃豆芽中富含的維生素C具有水溶性，烹調時不宜過久，以防維生素流失。最適宜的烹飪方法是簡短快速，用熱油快炒，或者用沸水汆後調味食用。如果烹飪時間過長太過熟爛，則鮮嫩的脆感和營養風味盡失。

第二，黃豆芽做湯時則不宜煮的時間太短，需要久煮久熬，讓黃豆芽的鮮味和營養盡數消解留在湯汁中，讓人們在鮮美營養的湯汁中享受進食的快感。

飲食禁忌：脾胃虛寒和慢性腹瀉患者不宜食用。

●牛奶

簡介：牛奶素有「人體白色血液」的美稱。它最容易被人體消化與吸收，而且物美價廉食用方便，是不可多得的天然食品。中醫認為牛奶有生津潤腸、補虛養身的功效，是一年四季的食養佳品。

禦寒描述：科學測定顯示，牛奶富含人體必需的8種氨基酸，富含全價的奶蛋白質和高品質的脂肪。每100克牛奶含水分87克，蛋白質3.3克，脂肪4克，碳水化合物5克，鈣120毫克，磷93毫克，鐵0.2毫克，維生素A140國際單位，維生素$B_1$0.04毫克，維生素$B_2$0.13毫克，尼克酸0.2毫克，維生素C1毫克。牛奶中富含的礦物質和微量元素，都是可溶解的，很容易被人體消化與吸收，進而給人體帶來營養和熱量，經測定，每百克牛奶中，可供熱量69千卡，是嚴冬必不可少的保溫禦寒飲品。

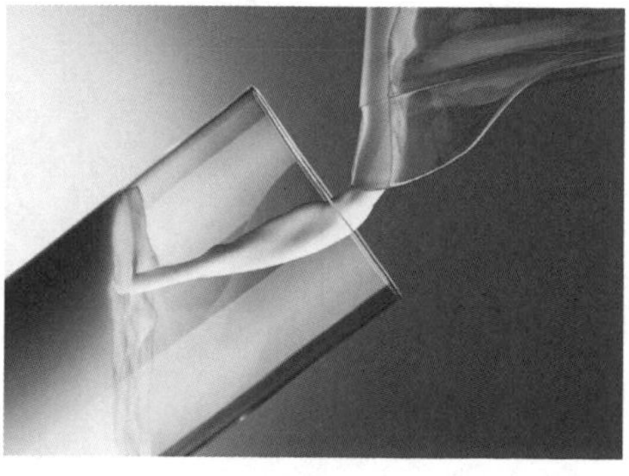

飲用指南：人們習慣在早起喝上一杯牛奶，其實這種做法並不可取。牛奶中含有催眠物質，早起飲用牛奶很容易抑制大腦皮層，影響工作和學習。再者，牛奶中的蛋白質需要經過胃部和小腸，轉化分解成氨基酸後被人體吸收。晨起空腹飲用牛奶，牛奶來不及消化就到了大腸，影響了營養物質的吸收。

營養專家建議，飲用牛奶的最佳時間是在傍晚或者臨睡前半個小時，這樣有助於牛奶營養物質的吸收，而且還有助於睡眠品質。

●黑豆

簡介：黑豆因其較好的營養價值，所以被冠以「豆中之王」的美稱。黑豆別名較多，又稱櫓豆、料豆、零烏豆，民間多稱黑小豆和馬科豆。黑豆含有花青素、維生素E和維生素VE，具有很強的抗氧化性，因此黑豆具有養顏美容和抵抗的衰老的功能，具有很好的食療價值，入食、入藥俱佳。

禦寒描述：黑豆的蛋白質含量位於豆類食品之首，比豬肉的蛋白質含量高出一倍多，同時，黑豆富含多種微量元素。冬令時節多吃黑豆，能有效補充人體熱量。黑豆雖然富含脂肪，但是都屬於單元不飽和脂肪酸和多元不飽和脂肪酸，不必擔心引起高血脂。黑豆還有降低膽固醇和補血潤腸的功能，是冬令時節的飲食佳品。

飲食禁忌：黑豆不宜生吃，腸胃欠佳的人要慎吃，否則又可能引發腸胃脹氣。

●鱸魚

簡介：宋朝文學家范仲淹曾寫詩說：「江上往來人，但愛鱸魚美」，充分說明了鱸魚的營養價值和鮮美口感。鱸魚按照其顏色的不同分為白鱸和黑鱸。

禦寒描述：鱸魚品性平和味道甘美，能有效健脾補氣，益腎、安胎。鱸魚富含蛋白質、脂肪、碳水化合物、磷、鐵等微量元素，能為人體提供大量的熱量和營養，是保暖禦寒和食養食補的佳品。

飲食禁忌：鱸魚不可和乳酪同食，患有皮膚病瘡腫者不要食用。

食用舉例：

清蒸鱸魚

材料：一斤左右的鱸魚1條，熟火腿和筍片各30克，香菇4朵，香菜少許，薑片、蔥絲和食鹽各5克，料酒15克，醬油少許，雞湯50克。

製作方法：

①將鱸魚內臟去除乾淨，清水洗淨，瀝乾水分放入蒸盤中待用。

②火腿切片，用溫水將香菇泡發，去蒂，切片，火腿片和香菇片一起放在魚身及周圍處。

③蔥絲、薑片放在魚盤中，倒入鹽、醬油、料酒；香菜洗淨，切段待用。

④蒸鍋放水適量旺火燒開，放入魚盤隔水蒸八、九分鐘，魚熟後取出來，將薑絲和薑片挑去。

⑤魚身上淋雞湯，用香菜段點綴修飾即可。

用法用量：隨量食用。

冬補小提示：鱸魚秋後變得肥美，冬季更是適宜進食。鱸魚肉白如雪，屬於溫性食品，是冬季食養食補的佳品，具有開胃催乳、滋陰和補益中氣的作用。

魚肉鍋貼

材料： 肥豬肉和淨鱸魚肉各300克，雞蛋3個，花生油750克。精鹽3茶匙，味精1.5茶匙，香油、胡椒粉各1茶匙，濕澱粉、乾澱粉各0.5湯匙，雞汁、胡胡椒鹽各1碟。

製作方法：

①豬肉洗淨切片，用食鹽醃漬；鱸魚肉切片，用胡椒粉、精鹽、麻油和味精拌勻；雞蛋和澱粉調和成濃糊待用。

②用澱粉糊將魚肉片和肥肉片拌勻；取大盤子一個，盤底鋪上乾澱粉，肥肉排在盤上，再將魚肉貼在肥肉上。

③花生油入鍋燒熱離火，將魚肉和豬肉入鍋炸熟至金黃，撈出來將油瀝淨，盤子擺放整齊，蘸雞汁和胡椒鹽食用。

用法用量： 隨量食用。

冬補小提示： 味道鮮美的鱸魚和高脂肪、高蛋白質的豬肉一起食用，是冬令保溫禦寒的佳餚。

4、羊肉好滋補，冬天不可少

羊肉屬於溫性食品，有野羊肉、山羊肉和綿羊肉之分。

羊肉是人們最常食用的肉品之一，羊肉色澤鮮豔紅潤，富含有較高的鐵、鈣、鉀、維生素B_1等營養物質，蛋白質含量豐富，脂肪少。山羊肉屬於高燒量食品，比牛肉的熱量高，所含鐵元素比豬肉多，以熱量來看比牛肉高；以鐵質含量來看，又比豬肉還多，膽固醇含量也低。

冬補描述：寒風凜冽氣候嚴寒的臘月，正是進食羊肉的最佳時節，民間素有「冬吃羊肉賽人參，春夏秋食亦強身」的俗語，充分表現了冬令吃羊肉的益處和羊肉的營養價值。羊肉具有祛寒冷、保體熱、滋補虛勞、健益腎氣的良好功效，對於體虛怕冷、面黃肌瘦、慢性氣管炎、虛寒哮喘、風寒咳嗽、腰膝痠軟、腎虧陽痿、腹部冷痛、氣血兩虧、病後或產後身體虛虧等一切虛狀均有治療和補益效果，是冬季食養食補的佳品。

烹飪技巧：羊肉的腥膻味很重，一些人很不習慣。在烹飪羊肉時，適當放一些甘草和料酒（甘草和羊肉的比例為1:100），既能有效除去羊肉的腥膻，有能保持羊肉的鮮美風味。

食用禁忌：羊肉雖好，但是有些人卻不適宜食用。

①發燒病人最好忌食，暑熱天氣也不宜進食羊肉。

②患有熱症的病人以及患有如外感、瘧疾、水腫、骨蒸、牙痛的病人不宜食用。

膳食舉例：

●羊肉豬腳湯

材料：豬蹄一個，羊肉300克，食鹽、味精、料酒、麻油各適量。

製作方法：

①豬蹄洗淨，開水燙過，焯去腥臊血污，羊肉洗淨用開水焯。

②一同入鍋加適量水燉煮，肉熟後放入食鹽、味精和料酒、麻油調味即可。

用法用量：隨量食用。

冬補小提示：能有效補充人體熱量和營養，是禦寒保暖的冬補佳餚，對於女性產後無乳或乳汁缺乏都有很好療效。

●附子羊肉湯

材料：羊肉700克，甘草、當歸各8克，熟附子片50克，八角、桂皮、食鹽、生薑、麻油、味精各適量。

製作方法：

①羊肉洗淨，開水焯去血污腥臊切大塊。

②甘草、熟附子、當歸、八角、桂皮和生薑用布包好。

③上述材料一起入鍋旺火煮沸後改用小火燉熟，挑去藥包，放入麻油、食鹽和味精調味即可。

用法用量：隨量食用。

冬補小提示：對於陽虛體質者有很好的補益作用，是很好的冬補佳品，適用於身體虛弱畏寒怕冷、小便多頻、腰膝痠軟、夜尿頻多、容易感冒等。無上述症狀的健康人食用，具有強身健體的食養食療效果。

●當歸羊肉湯

材料：羊肉（瘦肉）1000克，當歸100克，生薑60克，食用油、食鹽、味精、麻油、料酒各適量。

製作方法：

①羊肉洗淨，開水焯去血污腥臊切大塊，當歸用布包好；生薑洗淨切片。

②將薑片入油鍋煸炒，放入羊肉塊一同炒，將羊肉血水炒乾後加入清水適量，放入當歸包和食鹽，大火煮沸後小火慢燉。

③肉熟後放入調味品調味即可。

用法用量：隨量食用。

冬補小提示：此食療方法具有祛風溫中、補血調經的作用，是冬補佳品。同時對於女性月經不調、血枯經閉、血虛經少、痛經、乳脹、子宮發育不良、血虛頭暈、胎動不安、習慣性流產、產後腹痛、臉色蒼白等症狀都有明顯的輔助療效。

●羊肉粥

材料：羊肉和粳米各100克，薑片、食鹽、味精、麻油各適量。

製作方法：粳米淘洗淨，羊肉洗淨切片，放薑片一同煮粥，加食鹽、味精和麻油調味即可。

用法用量：隨量食用。
冬補小提示：此食養方法具有溫暖脾胃、袪寒壯陽的作用，適合身體虛弱、氣血虧損、腰膝痠軟和畏寒怕冷的人食用。

●山藥羊肉粥

材料：羊肉和山藥各500克，粳米250克，食鹽、味精、麻油各適量。
製作方法：
①粳米淘洗淨，羊肉洗淨切片，山藥洗淨切片。
②一起煮粥，加食鹽、味精和麻油調味。
用法用量：隨量食用。
冬補小提示：對於身體怕冷和食慾不振者療效顯著，具有補腎健脾的作用，是冬補佳品。

●肉蓉羊肉粥

材料：羊肉150克，粳米100克，肉蓯蓉 50克，生薑3-5片，食鹽、味精、麻油各適量。
製作方法：
①粳米淘洗淨；羊肉洗淨入沸水焯去腥臊血污；切片，肉蓯蓉煎煮一小時，濾渣取汁。

②羊肉、粳米和肉蓯蓉藥汁一起煮粥，放入食鹽、味精和麻油調味即可。

用法用量：隨量食用。

冬補小提示：具有益腎養精、壯陽養血、潤腸通便和強身健體的作用。對於大便乾燥、腰膝痠軟、性慾減退和腎虛陽痿等症都有顯著的輔助療效。

飲食禁忌：患有熱病以及性慾高亢的人忌食。

●蘿蔔羊肉湯

材料：羊肉和蘿蔔各500克，草果兩個，甘草3克，生薑5片，食鹽、蔥末、味精、麻油各適量。

製作方法：

①羊肉入開水汆去血污和腥臊，洗淨切塊；蘿蔔洗淨切片；草果去皮。

②羊肉和蘿蔔片一起入鍋，加甘草、草果和生薑一起燉煮，放入蔥末、食鹽、味精和麻油調味即可。

用法用量：隨量食用。

冬補小提示：具有補中健胃和補腎壯陽的作用，對於腰腿怕冷、食慾不振和身體虛弱等都有療效，是冬令進補之佳品。

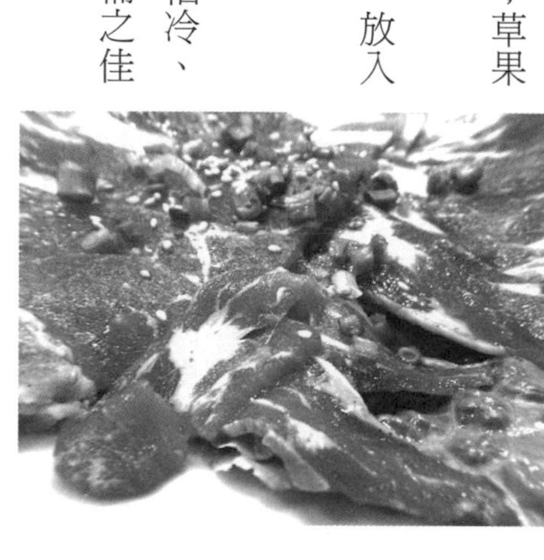

●麥薑肉粥

材料：羊肉500克，小麥60克，生薑10克，食鹽和麻油各適量。

製作方法：羊肉洗淨切塊，小麥洗淨，生薑洗淨切片，一起煮粥，加食鹽麻油調味即可。

用法用量：早晚各一次，連續服用一個月。

冬補小提示：具有補益身體的作用，是冬季進補之佳品。

●參芪歸薑羊肉羹

材料：黃耆、黨參各30克，當歸20克，羊肉500克，生薑片25克，食鹽和麻油各適量。

製作方法：

①羊肉洗淨切塊，上述中草藥包好。

②將草藥包和羊肉一起燉煮，加入食鹽、麻油和味精調味。

用法用量：隨量食用。

冬補小提示：尤其適合冬令時節經常食用，能有效強身健體、補氣養血。對於手腳冰冷、低熱多汗、營養不良和產後病後虛弱等都有輔助療效。

●當歸羊肉湯

材料：肥羊肉500克，當歸、生地各20克，乾薑10克，精鹽、白糖、醬油、黃酒各適量。

製作方法：

①羊肉洗淨切塊，乾薑洗淨切片。

②上述材料一起加水燉煮，放入精鹽、白糖、醬油和料酒調味即可。

用法用量：隨量食用。

冬補小提示：具有暖體驅寒、強身健體和補虛益氣的作用，是冬令進補的佳品。

●羊肉大蒜湯

材料：羊肉250克，大蒜50克，麻油、食鹽和味精各適量。

製作方法：

①羊肉洗淨切塊，大蒜剝皮拍碎。

②一起加適量水燉煮，旺火開過鍋後小火慢燉，羊肉軟爛時加麻油、食鹽和味精調味即可。

用法用量：隨量食用。

冬補小提示：具有溫暖腰膝和補腎益氣的作用，對於腎虛引起的陽痿不舉和腰膝冷痛痠軟等症有明顯療效。

●復元湯

材料：羊脊骨一具，羊肉500克，淮山50克，肉蓯蓉、菟絲子各20克，核桃兩個，生薑、花椒、八角、料酒、食鹽適量。

製作方法：

①羊脊骨切段，入開水氽去血污和腥臊，洗淨；羊肉洗淨切塊；淮山洗淨切片，肉蓯蓉和菟絲子用布包好；核桃去皮取仁。

②放八角、生薑花椒，連同羊肉、羊骨和中藥一起熬湯，旺火煮沸後改用小火慢燉，骨架上的肉熬煮離骨軟爛，挑去藥包，放食鹽、米酒調味。

用法用量：隨量食用。

冬補小提示：具有溫補腎陽的良好效果，對於腎虛精虧引起的耳鳴眼花、陽痿早洩和腰膝無力等症都有明顯療效，是冬令進補之佳品。

●枸杞燉羊肉

材料：羊肉1000克，高湯2000克，枸杞20克，生薑、食用油、料酒、食鹽、香蔥和味精各適量。

製作方法：

①羊肉洗淨，入沸水汆去血污腥臊，再用清水洗淨；生薑洗淨切片；枸杞溫水浸泡洗淨。
②羊肉在沸水中煮透，撈出來瀝乾水分切塊，和生薑一起在熱油鍋中煸炒，放入料酒調味。
③油鍋放水適量，加入高湯、枸杞、食鹽和香蔥，旺火煮沸，小火燉爛羊肉，加入味精調味。

用法用量：隨量食用。

冬補小提示：能強身健體，補腎養虛，對於男子遺精早洩、陽痿不舉和女子月經不調、性慾減退；中老年人身體衰弱、頭暈眼花和視力減退等都有良好的輔助療效。

●高粱羊肉粥

材料：羊肉和高粱米各200克，食鹽、麻油各適量。

製作方法：
①羊肉洗淨切片，高粱米淘洗乾淨。
②一起煮粥，加入食鹽和麻油調味。

用法用量：隨量食用。

冬補小提示：保暖禦寒和強身健體，能有效治療脾胃虛弱所導致的消化不良。

●羊鱉肉湯

材料：鱉肉150克，羊肉400克，食鹽、麻油和味精各適量。

製作方法：鱉肉和羊肉洗淨，加適量水一同煮粥。旺火煮沸後慢火燉煮，羊肉軟爛後放入食鹽、麻油和味精各適量。

用法用量：隨量食用。

冬補小提示：暖體禦寒和強身健體，可以治療久瘧不癒。

●黃耆羊肉湯

材料：羊肉400克，黃耆25克，魚鰾適量，食鹽、麻油和味精各少許。

製作方法：羊肉、魚鰾洗淨，和黃耆一同煮湯，羊肉軟爛後去除黃耆，加入食鹽、麻油和精鹽調味即可。

用法用量：隨量食用。

冬補小提示：是冬令進補的佳品，能禦寒保暖，對於小便頻數和腎虛尿遺等都有良好的輔助療效。

食用禁忌：魚鰾滋味肥厚油膩，感冒沒有痊癒者、舌苔厚膩者和食慾不振、痰多者忌食。

5、冬季「食冷」可降火

在寒冷的冬季，說起「食冷」，有些人會覺得不可思議。其實，一些腸胃健康的人，適度進食一些冷食，比如喝些冷開水，不但對身體沒有損害，反倒產生意想不到的益處。

冬季雖然天氣寒冷，但是人們居住環境大都十分暖和，而且衣著厚，運動少；再加上為了保暖禦寒多進食溫熱性、高燒量的食品，這些都造成人體內的熱氣燥氣不能適當散發出來，倒使胃部肺部火氣過大，容易上火，出現「火盛三焦」的症狀。

具體表現為：

上焦蘊熱：其症狀為舌苔黃膩肥厚、舌尖赤紅，容易誘發扁桃腺、咽頰、口腔黏膜和上呼吸道等部位的疾患。

中焦蘊熱：進食用油膩甘肥或者大補高燒量的食品所造成的症狀，具體表現為尿黃、焦渴、舌苔厚膩和便秘等。

下焦蘊熱：痔瘡、腎炎腎虛和膀胱炎等熱症容易引起下焦蘊熱。

對於火盛三焦的症狀，適當進食一些寒涼冷食，以冷攻熱，是有的放矢、對症下藥的良策。

冬天「食冷」還有助於減肥。冬天天氣寒冷，人們一般喜歡進食高燒量高脂肪的食品，加之衣著厚重，運動量減少，脂肪很容易堆積導致發胖。多吃一些涼菜等冷食，能夠降低體溫，逼迫身體自我取暖，進而消耗人體的熱量和脂肪，具有較好的減肥效果。

在冬天適當喝一些冷開水，對人體益處很大。經常飲用新鮮的冷開水，能有效預防咽喉炎、皮膚病和感冒等症狀的發生，是簡單有效而又廉價易行的保健方法。晨起一杯冷開水對人體更有益處，能有效潤腸通便、促進新陳代謝、加強免疫能力、增進肝臟和腎臟的解毒功能，有效降低高血壓和預防心肌梗塞。

需要注意的是，冬天進食冷食品要因人而異，腸胃功能虛弱者要謹慎進食。再者，冷食僅僅能帶走體內的一部分熱量，不能達到治本的作用，所以不妨多吃一些品性寒涼的食品，比如蓮子、蘿蔔等，以達到標本兼治的效果。

養生提示：涼性食品排名榜

涼性食品和冷食是兩個概念。冷食指的是溫度較低、口感寒涼的食品，而涼性食品指的是具有清熱袪火潤燥功能的食品。常見的寒性食品有龜、鱉、兔肉、鴨肉、鵝肉、雞肉、雞蛋、海帶、海參、蜂蜜、芝麻、銀耳、蓮子、百合、白蘿蔔、大白菜、芹菜、菠菜、冬筍、香蕉、生梨、蘋果等。

涼性食品具有清熱消炎和袪火潤燥的功能，適合手心發燒、盜汗和燥熱等陰虛症狀的人食用；但是胃脾虛寒的人，則不宜進食涼性食品和補藥，最好多吃一些熱性食品，比如火鍋、狗肉和羊肉等。具體需依自身情況，需要諮詢醫生對症下藥。

6、冬季吃黑益腎臟

冬季的進補食品中，「黑」是必不可少的食補佳品，最能發揮保健滋補作用。讓冬令時節的黑色食品出現在你的餐桌，你會得到意想不到的補益。

按照中國傳統文化和中醫理論，黑色入腎，而腎臟與冬回應，所以黑色食品對於冬天腎臟的滋補，作用很大。腎主藏精，腎臟中的精氣，是人體生命的泉源，也是維持人體各種器官和各種功能的物質基礎。腎臟中精氣的盛衰程度，決定了一個人的免疫力、抗病能力、生長、發育和抗衰老能力的高低。

現代科學研究，食物的營養程度和食物的顏色成正比，顏色越深，營養含量越豐富，營養結構也就越合理。食用黑色食品，能有效補益腎臟，增強人體的免疫能力，延緩衰老。黑色食品含有人體必需的氨基酸，經常食用可以增強人體耐寒耐熱、耐缺氧能力和耐疲勞能力。在寒冷的冬天，進食黑色食品，更能表現黑色食品營養優勢，是冬令時節食補食養的佳餚良藥。

黑色食品和羊肉、狗肉等一些溫性壯陽的食品截然不同。黑色食品不僅營養豐富，而且品性平和，營養、熱量高卻不會對人體產生助燥感，補而不膩，是體弱多病、腎臟衰弱、精氣不足的中老年人，以及正處在生長發育階段、腎氣尚且不足的幼兒的有益食品。

常見的黑色食品有：黑米、黑麥、紫米、黑蕎麥、黑豆、黑豆豉、黑芝麻、黑木耳、黑香菇、黑茄子、紫菜、裙帶菜、髮菜、海帶、黑桑葚、黑棗、栗子、龍眼肉、黑葡萄、黑松子、烏骨雞、黑海參等等。

養生提示：如何正確進食黑色食品

黑色食品營養豐富，但是食用不當很容易影響人體對食品中營養物質的吸收。下面介紹幾種食用黑色食品的方法：

黑芝麻研末食用最佳

營養專家建議，黑芝麻研成粉食用最佳。黑芝麻中富含大量的不飽和脂肪酸和人體必備的鋅元素，能有效益智健腦、抵抗衰老。但是，將黑芝麻整粒吃下，人體很難對於黑芝麻中營養物質的進行消化吸收。最好的方法是將黑芝麻研末成粉再食用，黑芝麻中的營養物質就能被很好吸收。所以，常吃黑芝麻的人，家中最好常備一個研末機或者絞碎機，現吃現磨比較方便。

黑茄子、黑葡萄帶皮吃

很多黑色蔬果食品果皮往往集中了大量營養。在食用黑茄子、黑葡萄等黑色水果食品時，人們習慣去皮，這就無形中喪失了很多營養。這些黑色食品深色的外皮中富含了大量的膳食纖維、維生素和多種微量元素，棄之可惜。茄子深色的外皮中富含豐富的維生素E和維生素P，對於提高毛細血管彈性、降低膽固醇有明顯效果，是保護心血管的佳品。黑葡萄的外皮中含有抗衰老抗紫外線照射的抗氧化劑，丟掉外皮，就等於丟掉了美膚養顏的佳品。所以最好的方法是連皮帶肉一起食用。清洗乾淨後在清水中浸泡一兩個小時，將果皮中的毒素徹底溶解，然後放心食用。

黑豆煮粥營養好

黑豆漿、黑豆腐等黑豆製品，具有很高的營養價值，可以提高人體免疫力、降低心血管的發病機率。在冬季可以有意增加黑豆的食用量，熬粥做米飯皆宜。

7、介紹幾款冬令食養膳食

秋冬季節，是感冒、流感和支氣管炎等呼吸道和心血管疾病好發季節。所以要未雨綢繆，提前做好預防，平時多注重食療食養。

●番茄銀耳羹

材料：銀耳50克（野生銀耳15克），番茄100克，冰糖適量。

製作方法：

①銀耳用溫水泡發，清洗乾淨；番茄溫水浸泡去皮去籽，搗爛待用。

②銀耳入鍋，加適量清水煮羹，放入番茄，煮開後入冰糖調味。

用法用量：隨量食用。

冬補小提示：銀耳具有滋陰潤肺的作用，番茄可以清熱解毒，生津利咽。番茄加銀耳煮羹，加冰糖調味，酸甜可口營養豐富，對於秋冬季節因陰虛火旺所引發的慢性扁桃腺炎、乾咳日久等症狀都有良好的輔助療效。

●萊米粥

材料：炒萊菔子30克，粳米150克。

製作方法：

①萊菔子洗淨，加水煎汁20分鐘，取汁液300毫升；粳米淘洗乾淨。

②放適量水，加入粳米和藥汁一同煮粥。

用法用量：每天食用兩次，溫熱服食。

冬補小提示：對於秋冬季節引起的呼吸道疾病，比如支氣管炎、支氣管肺炎、支氣管哮喘、咳嗽痰多兼消化不良等症狀都有一定的輔助療效。

食用禁忌：脾虛便溏者不宜服用。

●沙參蒸鴨

材料：中等大小的老鴨一隻，玉竹和北沙參各50克，黃酒、生薑、食鹽、花椒適量。

製作方法：

①鴨子去毛去內臟，清洗乾淨入開水焯去血污；北沙參和玉竹洗淨，去除雜質備用。

②將上述材料一起放入鍋內，加清水適量，放入花椒、黃酒、精鹽和薑片，小火慢燉兩個小時即可。

用法用量：隨量食用。

冬補小提示：是冬令進補的佳品，具有滋陰清熱和潤腸通便的作用。

●枸杞銀耳湯

材料：枸杞、乾銀耳和龍眼肉各15克，冰糖150克。

製作方法：

①枸杞溫水浸泡洗淨；乾銀耳溫水泡發，洗淨，去除黑根，蒸熟待用；龍眼肉洗淨切丁。

②鍋內放清水1000克，入冰糖旺火煮沸，冰糖融化後放入枸杞、龍眼肉和銀耳，燉煮片刻即可。

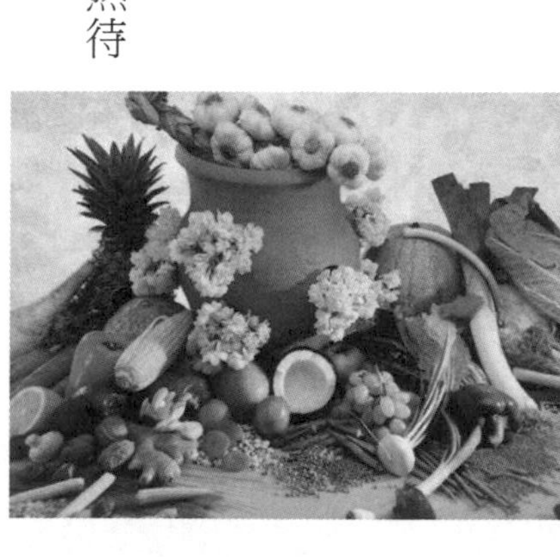

用法用量：隨量食用。

冬補小提示：具有補腎強身和潤肺養陰的效果。是年老體衰和病後虛弱者、高血壓患者、神經衰弱者的冬補佳品。對於肺陰不足的燥咳、乾咳、虛勞久咳；熱病後的津傷口渴、腸燥便秘、虛煩不眠等症，都有很好的輔助效果。

● 二寶粥

材料：生山藥和生薏仁各120克，柿餅60克，冰糖適量。

製作方法：

①山藥洗淨切碎；柿餅溫水浸泡洗淨切丁。

②薏薏仁洗淨加水煮至爛熟，放入山藥和柿餅，稍煮片刻成糊狀，冰糖適量調味。

用法用量：早晚食用一次。

冬補小提示：具有補益肺部和健壯脾胃的作用，適合陰虛內熱、午後低熱、勞嗽乾咳、飲食懶進和大便泄瀉者食用，都有很好的輔助療效。

8、冬天滋補多喝粥

冬天天氣寒冷，人體熱量很高。喝粥能有效提高人體熱量，滋補強身、潤肺通腸。下面介紹幾種禦寒保健粥。

● 核桃粥

材料：取核桃50克，白米適量，冰糖適量。

製作方法：一同煮粥，加冰糖調味。

用法用量：隨量食用。

冬補小提示：冬天喝一碗核桃粥，能暖體驅寒、補腎固精、斂肺定喘，對於陽痿早洩、遺精遺尿和耳鳴眩暈等症狀都有很好的輔助療效。

●枸杞粥

材料：枸杞60克，白米120克，冰糖適量。

製作方法：白米淘洗乾淨；枸杞溫水浸泡洗淨，一起煮粥，加冰糖調味。

用法用量：隨量食用。

冬補小提示：能有效保肝護肝和補腎強身，是冬令進補佳品。

●板栗粥

材料：板栗和粳米各適量。

製作方法：板栗去皮磨成粉狀；粳米洗淨。一同煮粥。

用法用量：早晚食用最佳，隨量食用。

冬補小提示：適合冬天滋補食養，可以強身健體、補益腎臟。

●韭菜粥

材料：韭菜、白米和冰糖各適量。

製作方法：

①韭菜擇洗乾淨，切末；白米淘洗乾淨。

②先將白米煮粥，粥成後放入韭菜略煮片刻，加入冰糖調味即可。

用法用量：隨量食用。

冬補小提示：具有保暖禦寒和補益腎臟的作用，適用於胃寒體虛和腰膝痠冷等症狀，是冬補佳品。

●紅棗粳米粥

材料：紅棗20顆，粳米200克，冰糖適量。

製作方法：紅棗溫水浸泡洗淨，粳米淘洗乾淨，一起煮粥。旺火煮沸後用小火慢燉，加入冰糖調味攪拌均勻即可。

用法用量：隨量食用。

冬補小提示：此粥是冬令食養的佳品，能有效治療體虛怕冷、胃寒貧血、胃虛少食等症狀。

●白梅粥

材料：白梅花10克，粳米160克。
製作方法：粳米淘洗乾淨，白梅花溫水浸泡洗淨。粳米煮粥，粥成後加入白梅花，再煮沸數分鐘即可。
用法用量：每餐吃一碗，連續服用三五天。
冬補小提示：具有疏理肝氣和激發食慾的作用，是冬補常用食品。

●桑葚粥

材料：鮮桑葚和糯米各50克（或乾桑葚25克），冰糖適量。
製作方法：桑葚溫水浸泡洗淨，糯米淘洗乾淨，一同煮粥加冰糖調味。
用法用量：隨量食用。
冬補小提示：具有養血明目和滋補肝陰的良效，是冬令進補佳品。

養生提示：冬天喝白米粥能有效預防感冒

進入冬季，因為感受風寒，罹患感冒的人也多了起來。營養專家提議，冬季多喝熱粥，能有效預防感冒。

冬季天氣寒冷，晝夜溫差比較大，稍微不注意很容易引發風寒感冒。對於老年人而言，如果不預防感冒，或者感冒不即時治癒，會降低身體的抵抗能力，誘發更嚴重的其他病症，比如心臟病、高血壓和慢性氣管炎等。

冬季多喝熱粥，能有效保暖驅寒，有助於散熱發汗，能有效預防感冒的發生。罹患感冒喝熱粥，有助於腸胃功能的調節，保護胃黏膜，增進消化功能。

第二章 居家常用保健食療

第一節 兒童益智食療食譜

1、科學飲食，吃出聰明健康好孩子

兒童處在人生成長發育的關鍵階段，需要維持良好營養，來促進孩子的智力、身體等全方面的需求。下面幾道家庭常用的保健食譜，能為孩子提供均衡合理的營養，保障孩子身體智力的完全發展。

要想提高兒童智力，在食養食療方面，要堅持營養均衡的原則。因為任何單一的食品，任何單一的營養物質，都無法對兒童的生長發育、強身健腦發揮決定性的作用，只有將不同營養成分的不同食品科學搭配，才能吃出健康活潑聰明的好孩子。

第一，含糖食品很重要

食品中的醣類、蛋白質和脂肪，是人體能量的重要來源。人體所消耗的能量，大多是由上述營養物質供給的。人腦在能源物質的利用上，和其他器官有所不同，主要是透過血液中的葡萄糖（血糖）氧化來供給能量。如果維持正常的血糖濃度，大腦會獲得充分的氧氣，保持大腦清醒。反之，當血糖濃度降低時，腦部的耗氧量同時下降，症狀較輕者會出現疲倦、頭暈，情況嚴重者甚至會昏迷。所以，兒童益智食譜，要注重含糖食品的攝取，保持身體正常的血糖濃度，維持大腦複雜的生理活動機能。

第二，維持優質蛋白的攝取

優質蛋白能有效調節大腦皮層細胞的興奮或抑制作用。同時，優質蛋白中的合氨酸，能消除大腦中氨的毒性，進而發揮保護腦細胞的作用。

第三，脂類物質必不可少

脂類物質，尤其是腦磷脂和卵磷脂，是大腦所需的重要營養物質。腦磷脂和卵磷脂含有不飽和脂肪酸成分，能有效補養腦部細胞，增加人的工作和學習能力，使人保持旺盛的精力。因此，腦磷脂和卵磷脂不僅僅是健腦益智的佳品，對神經衰弱也有很好的預防作用。

第四，保持營養均衡

對於兒童益智食品的食用，應以兒童成長、發育與學習的特點，結合對各種營養物質的需要來安排。除了進食醣類、磷脂和蛋白質之外，最好要適量攝取維生素A和微量元素，達到攝取合理，營養均衡。

養生提示：幾種食品的益智特點

第一，能有效培養兒童創造力的食品

這類食品比如生薑和洋蔥等，裡面的揮發油和薑辣素，能有效稀釋人體血液，使得血液流動更加暢通，進而給大腦運輸更多的氧氣和營養物質，對於培養兒童的想像力、創造力很有益處，有助於對兒童精力集中的培養。

第二，有助於記憶力的食品

這類食品比如黃豆，富含大量的卵磷脂，能夠在人體內釋放大量的乙醯膽鹼。科學研究顯示，記憶力減退的人，身體中的乙醯膽鹼大量減少。所以多吃黃豆等富含卵磷脂的食品，能有效增強兒童記憶力。

含有維生素C和微量元素的食物，比如吃胡蘿蔔等，營養豐富且熱量小，也有助於提高記憶力。

第三，有些食品，比如核桃和栗子等，富含優質蛋白質和脂肪酸，能有效促進腦部細胞的生長，能提高兒童的靈敏度。

第四，花生能提高兒童的分析能力。花生富含人體必需的氨基酸，能有效提高腦部細胞的新陳代謝能力，保護血管，防止腦部功能退化，有助於提高兒童智力。

適宜兒童進食的益智食品：

下列食品富含碳水化合物：白米、麵粉、小米、玉米、紅棗、桂圓、蜂蜜等。富含優質蛋白質的

益智食物為蛋類、乳類、魚類、禽類、瘦肉及大豆類。

富含不飽和脂肪酸：植物油、葵花籽、南瓜籽、花生、西瓜籽、核桃、魚、蝦等。

富含腦磷脂的益智食物有豬腦、羊腦、雞腦等。

富含卵磷脂的益智食物是雞蛋黃、鴨蛋黃、鵪鶉蛋黃、大豆及其製品。

富含維生素A的益智食物：動物肝臟、乳類、蛋類及胡蘿蔔、韭菜、海帶和木耳。

富含維生素D的益智食物：穀類、豆類、花生、核桃、芝麻、香菇、蔬菜、蛋類、奶類、瘦豬肉、動物臟腑類、酵母、鱔魚等。

富含維生素C的益智食物：鮮棗、奇異果、柑橘、檸檬、柚子、花椰菜、綠葉蔬菜、辣椒、番茄等。

2、家庭常用兒童益智食譜

●益智冬瓜湯

材料：中等大小的冬瓜1個，肉塊（豬、牛、羊、雞不限）、香菇、蓮子、蝦仁和火腿各適量，味精、精鹽、麻油各少許。

製作方法：

①冬瓜洗淨，去掉外皮挖去內瓤，切塊；肉塊洗淨，香菇洗淨。

②冬瓜入沸水煮十分鐘後撈出來，放入肉塊、香菇、蓮子、蝦仁和火腿，燉熟後，放入冬瓜塊，加麻油、食鹽和味精調味。

用法用量：隨量食用。

健腦小提示：營養豐富，口感鮮嫩，具有助生長、益智慧的良效。

●益智仁燉肉

材料：益智仁40克，牛肉或瘦豬肉25克，味精、精鹽、麻油各少許。

製作方法：益智仁和牛肉洗淨，一同燉煮爛熟，加入精鹽、麻油和味精調味即可。

用法用量：隨量食用。

健腦小提示：適合兒童食用，具有益智安神、健腦補腦和補益脾胃的作用。

●核桃桂圓糊

材料：核桃仁400克，芝麻和桂圓肉各100克，白糖適量。

製作方法：核桃仁和芝麻研末，桂圓肉搗碎，一起攪勻。每次一小勺，加白糖適量，開水沖糊。

用法用量：隨量食用。

健腦小提示：味道香甜，適合兒童食用，具有增強記憶和消除頭暈失眠的作用。

●嫩筍枸杞湯

材料：嫩筍100克，香菇或木耳20克，枸杞40克，食鹽、麻油、胡椒粉、醬油、醋各適量。

製作方法：

①嫩筍洗淨，香菇或木耳泡發後洗淨。

②鍋中放入嫩筍、香菇或木耳、枸杞，並放入食鹽適量煮熟。

③加麻油、胡椒粉、醬油、醋調味即可。

用法用量：隨量食用。

健腦小提示：味道鮮香，具有補氣養血、健腦益智的效果。

●魚頭補腦湯

材料：去腮魚頭（鯉魚、鯽魚、墨魚等）1個，天麻10克，雞丁、香菇、蝦仁、香油、蔥、薑、鹽、味精各適量。

製作方法：

①將魚頭、天麻、雞丁、香菇、蝦仁用清水煮熟。

②放入香油、蔥、薑、鹽、味精調味即可。

用法用量：隨量食用。

健腦小提示：具有補腦健腦、增進智力的效果。

●豬肉韭菜特色餅

材料：麵粉250克，韭菜200克，香菇80克，豬肉150克，鹽、雞粉、醬油、料酒各適量。

製作方法：

①把韭菜榨成汁，與麵粉和好，再切成小塊，醒好。

②將香菇和豬肉剁碎，放入鹽、雞粉、醬油、料酒調成餡。

③將麵糰揉好，擀成薄片，把和好的餡放入薄片中，做成小餅。

④在平底鍋內將油燒熱，把小餅逐個煎好。

用法用量：隨量食用。

健腦小提示：具有補腦健腦、增進智力的效果。

●豆腐餅

材料：麵粉300克，豆腐1塊，白菜450克，肉末80克，蝦米30克，豬油、薑、蔥、味精、精鹽各適量。

製作方法：

①將豆腐碾碎；白菜切碎用開水焯，放入乾淨的布袋內擠出水分，加入肉末、蝦米和豆腐調成餡。

②用適量清水將麵粉揉成麵糰，分成大小相等的數個小麵糰，將小麵糰擀成小湯碗大小的麵皮。

③每兩張麵皮中放菜肉餡適量，周邊捏好，用小湯碗口蓋一下壓下印，去掉多餘的邊緣，就成了一個很圓的小餡餅。

④油鍋放豬油適量，將餡餅煎炸熟，成金黃色即可。

用法用量：隨量食用。

健腦小提示：此食譜能給孩子提供豐富的維生素和礦物質，具有健身益智的作用。

●蘿蔔香菇蝦皮餡餅

材料：中等大小的白蘿蔔1根，麵粉200克，小米粉和玉米粉各50克，蝦皮小半碗，香菇8朵，粉條1把，沙拉油、蔥花、白胡椒粉、花椒粉、鹽、味精少許。

製作方法：

①白麵粉、小米粉和玉米粉加水攪勻，和成麵糰。
②白蘿蔔洗淨切絲，用少許精鹽醃漬，擰去水分；香菇水發洗淨後切絲；粉絲用熱水浸泡，泡軟後切碎。
③鍋內放適量沙拉油，油燒至三、四分熱後放入蔥花、蝦皮和香菇煸炒，再放入食鹽適量調味離火。將碎粉絲、蘿蔔絲，加入適量精鹽和味精調味。
④麵糰搓成長條，分成等量的小麵糰擀皮，包餡料捏好口。
⑤煎鍋內放油燒熱，將包好的餡餅煎炸熟即可。

用法用量：隨量食用。

健腦小提示：添加了玉米粉，有勁道、有嚼勁，營養豐富，兒童常食，能強健身體，健腦益智。

●核桃炸牡蠣

材料：麵粉60克，雞蛋兩個，熟核桃仁20克，牡蠣肉350克，胡椒粉0.5克，料酒10克，精鹽3克，蔥段、薑片各8克，醋1克，雞粉2克，濕澱粉70克，花生油750克。

製作方法：

①將牡蠣肉去雜質洗淨，放入容器內，加入蔥段、薑片、料酒、醋、精鹽、雞粉、胡椒粉拌勻，醃漬入味。熟核桃仁放在案板上用刀拍碎，碾碎成粉末。

②將雞蛋在碗中打碎攪散，加入濕澱粉和麵粉各40克、核桃仁粉和清水適量，調匀成稠蛋粉糊。

③鍋內放入花生油燒至五分熱，將入味的牡蠣沾匀麵粉，拖匀蛋粉糊，下入油鍋中用中小火炸至呈金黃色，熟透撈出，瀝去油，裝盤即成。

用法用量：隨量食用。

健腦小提示：牡蠣肉含優質的維生素C、維生素A、維生素B群、維生素D、維生素E、牛磺酸、氨基酸、糖原、鈣、磷、錳、銅等。

牡蠣中所含的鋅位居眾食物之首；核桃仁中也富含大量的鋅。鋅對兒童的智力和身體發育具有重要作用。體內缺鋅的兒童，不僅身體矮小、生長發育遲緩，而且智力低下、思維遲鈍。

核桃仁中富含的脂肪非常適合大腦的需要，對於兒童智力有很好的改善作用，素有「健腦食物」的美名。

此款菜餚具有健腦益智的功效。適合兒童，尤適合需補鋅的兒童。

烹飪提醒：雞蛋糊不宜調製的過稀，否則不利於掛漿。

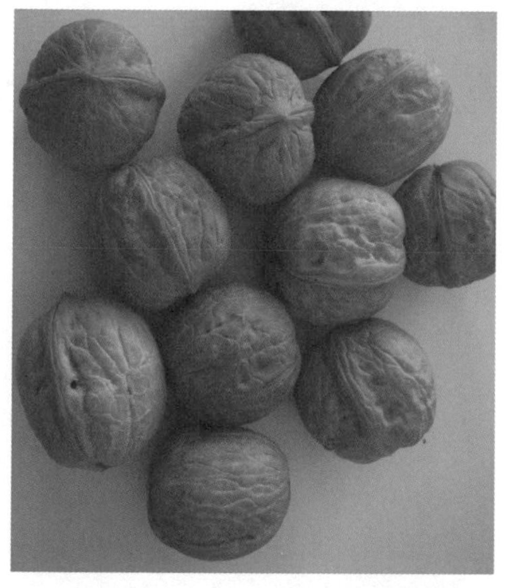

●鵪鶉玉米糊

材料：鵪鶉蛋10個，玉米粒450克，綠豆30克。

製作方法：

①鵪鶉蛋清水浸泡洗淨，沸水煮熟，入冷水浸泡，剝去外皮。

②綠豆清水洗淨，挑去雜質，用溫水浸泡至脹起來；玉米粒擇去雜質，洗淨，足量清水浸泡5小時左右撈出，瀝去水。

③鍋內放入適量清水，下入玉米粒燒開，煮至六分熟，下入綠豆、鵪鶉蛋攪勻、燒開，蓋上鍋蓋燜煮至熟爛、湯乾，離火再燜約5分鐘，起鍋裝碗即成。

用法用量：隨量食用。

健腦小提示：玉米粒營養豐富，含醣類、蛋白質、脂肪、鈣、磷、鐵、硒、多種維生素和類胡蘿蔔素等。玉米粒中所含的谷氨酸，能促進細胞進行呼吸，有健腦作用。

鵪鶉蛋富含優質蛋白、維生素A、維生素E、維生素B群、維生素P、維生素D、鈣、磷、鐵、鋅、卵磷脂等，具有增強智力、補氣益血和強筋壯骨的良效。

綠豆富含蛋白質、醣類、鈣、磷、鐵、胡蘿蔔素、維生素璉、維生素B等，可清熱解暑、解毒保肝。

這道菜餚能為兒童補充豐富的鈣、鐵，常食有益於兒童生長發育。

烹飪提醒：冬天做此道菜，用溫水浸泡玉米粒，夏季用冷水浸泡。

●胡蘿蔔燉羊排湯

材料：羊排骨450克，胡蘿蔔60克，皇帝豆250克，水發香菇30克，料酒20克，蔥段、薑片各15克，精鹽、味精、胡椒粉和植物油各適量。

製作方法：

①香菇洗淨，去除雜質，撕成小片；羊排骨切段，入開水焯去血污腥臊，再用清水洗淨；皇帝豆掐去兩頭筋角洗淨，切成兩段；胡蘿蔔去皮洗淨，切塊。

②炒鍋內加入植物油燒熱，入薑片和蔥段熗香，放入羊排骨塊翻炒，將水分炒乾，烹入料酒，加入湯燉至五分熟，下入香菇，燉至七分熟。

③放入胡蘿蔔塊和精鹽燉至羊排骨塊熟爛，然後放入皇帝豆繼續燉至皇帝豆熟透，加入胡椒粉和味精調勻，起鍋即成。

用法用量：隨量食用。

健腦小提示：羊排骨中富含生長肌肉和維持身體活力的高品質蛋白質，並富含鈣、鐵、磷、鋅、維生素D等，鐵含量是豬肉的6倍，有助於兒童骨骼和大腦的發育。胡蘿蔔含有多種氨基酸、醣類、鈣、鐵、磷等，所含豐富的胡蘿蔔素在體內可轉化為維生素A，對保護視力，促進兒童生長發育，增強機體對疾病的抵抗力，均有重要作用。

皇帝豆被譽為「綠色金子」、「豆中之王」，具有很高的營養價值，其中鈣、鐵、鋅、磷、鎂、蛋白質、醣類、維生素A、維生素C、維生素E、類胡蘿蔔素、多種氨基酸等營養成分的含量高，遠遠超過其他蔬菜，經常食用可增強兒童體質、促進發育、強壯骨骼。

此款菜餚可為兒童補充鈣、鐵、鋅等無機鹽，有利於兒童生長發育，是兒童日常保健菜餚。

烹飪提醒：皇帝豆一定要燒製熟透，否則容易引發食物中毒。

●花生飯

材料：花生40克，白米、細玉米粒各250克，葡萄乾和白芝麻各20克，花生油適量。

製作方法：

①花生洗淨，溫水泡漲；葡萄乾溫水浸泡洗淨，瀝乾水分；白米和玉米粒攪勻，清水反覆洗淨；白芝麻炒熟，擀麵棍擀成粉末。

②鍋內放入適量清水，放入花生旺火煮沸，煮5分鐘後放入白米和細玉米粒攪勻、燒開，放入葡萄乾攪勻，白米和玉米粒煮至六分熟。

③放入芝麻和花生油，攪拌均勻，小火燜至熟爛，湯汁稠濃發乾時離火，五分鐘揭蓋盛飯即可。

用法用量：隨量食用。

健腦小提示：花生富含卵磷脂、腦磷脂、多種維生素、蛋白質、脂肪、醣類、鈣、磷、鐵等營養物質。其中，卵磷脂和腦磷脂是神經系統和大腦所不可缺少的營養素。

葡萄乾富含醣類和鐵，是兒童健腦健身的最佳製品。

芝麻中含有豐富的蛋白質、鐵和鈣，並含有大量的卵磷脂和不飽和脂肪酸。

白米和玉米粒儘管營養豐富，但其中所含的氨基酸不全面。

所以，上述五種材料同煮同食，能使蛋白質互相補充，使人體攝入的維生素和氨基酸更加全面。

兒童常食此菜餚，可以補充豐富的鐵質和鈣質，對兒童的健康生長發育有很大的補益作用。

●金耳炒鴨絲

材料：金針菇250克，木耳30克，淨鴨肉150克，胡蘿蔔和芹菜各20克，蔥、蒜、料酒、精鹽、雞粉、濕澱粉、花生油各適量。

製作方法：

①金針菇清水洗淨，擇去雜質，瀝乾水分，切段；木耳溫水浸泡，洗淨切絲；芹菜去老根去葉，洗淨切段；胡蘿蔔削去外皮，洗淨切絲；鴨肉洗淨，入開水焯去血污，再用清水洗淨，切絲；蔥洗淨切絲，蒜去皮洗淨切片。

②精鹽、料酒、鴨肉絲拌勻，醃漬入味，濕澱粉拌勻，給鴨絲掛糊；鍋內放入花生油，旺火燒熱熗入蔥絲和蒜片。

③將鴨肉絲炒至變色，放入木耳絲炒至八分熟後放入金針菇、胡蘿蔔絲、芹菜炒勻，放入料酒、精鹽、雞粉翻炒至熟，濕澱粉勾芡即成。

用法用量：隨量食用。

健腦小提示：

金針菇的含鋅量十分高，是兒童益智食品之一；同時，金針菇還是一種低脂肪高蛋白食品，富含豐富的胡蘿蔔素、維生素C、維生素B_2、鈣、磷、鐵等營養物質，並含有8種必需氨基酸，兒童常食有促進記憶、開發智力、增加身高及改善體質的作用。

鴨肉營養比較豐富，所含維生素D可促進鈣的吸收和利用。常吃此道菜餚，可以補充兒童體內的鋅、鈣、鐵等微量元素，進而發揮出健腦益智和滋養身體的作用，十分有利於兒童的生長發育。

烹飪提醒：鴨肉切絲要均勻，和金針菇粗細相近；芹菜段的粗細也要相等，過粗部分還可以分切，以維持烹調時熟的均勻。

●松棗燜玉米

材料：松子仁30克，紅棗60克，玉米粒350克，龍眼肉15克。

製作方法：

①松仁溫水浸泡洗淨；紅棗溫水浸泡洗淨，去核切丁；龍眼肉洗淨；玉米粒挑去雜質洗淨，清水浸泡四、五個小時撈出來，瀝乾水分。

②鍋內放清水適量，放入玉米粒旺火煮沸，玉米粒六分熟後放入紅棗攪勻煮沸。

③放入松子仁和龍眼肉，煮沸後小火燜至熟爛，湯液濃稠燒乾後離火，五分鐘揭蓋即食。

用法用量：隨量食用。

健腦小提示：

松子仁富含卵磷脂、醣類、不飽和脂肪酸、蛋白質和鈣、磷、鐵等礦物質，是大腦發育和生長所必需的營養物質。

紅棗是養顏健腦食品之一，富含醣類、維生素和較豐富的鈣、鐵，具有補中益氣、養血安神的功效。

玉米富含蛋白質、醣類、脂肪、鈣、磷、鐵、鎂、硒、多種維生素和類胡蘿蔔素等，玉米中所含的谷氨酸，具有促進腦部細胞呼吸的作用，健腦效果明顯。

龍眼肉富含鈣、磷、維生素B_1，維生素B_2、維生素C、菸鹼酸等，既是滋補佳品，也具有開胃益脾、養血安神和補虛長智的作用。

上述材料搭配食用，能有效為兒童補充鈣鐵元素，促進兒童健康生長，具有補腦益智的食療功效。

●瘦肉燜南瓜

材料：豬瘦肉100克，南瓜300克，胡蘿蔔50克，山藥1500克，花生油、白糖、雞粉、蔥、薑、料酒、精鹽、濕澱粉各適量。

製作方法：

①瘦肉洗淨切丁；胡蘿蔔洗淨削皮切丁；南瓜削去外皮切丁，挖淨瓜瓤；山藥洗淨削去外皮切丁；蔥切段，薑洗淨切片。

②豬肉丁用料酒、精鹽攪拌均勻，醃漬入味；濕澱粉調糊，給豬肉掛糊。

③炒鍋內放花生油適量，油熱後放入蔥段、薑片熗香，將豬肉炒至七分熟，放南瓜丁、山藥丁、胡蘿蔔丁攪拌均勻即可，將蔥段、薑片挑掉。

④炒鍋內放水適量，加白糖、雞粉、料酒和食鹽，小火燒至熟爛，收濃湯汁勾芡即可。

用法用量：隨量食用。

健腦小提示：

豬瘦肉是兒童生長發育過程中必不可少的食品，豬肉中富含蛋白質、多種維生素和鐵、鋅等礦物質，對於兒童肌肉力量的增長和身體發育都有益處。豬肉中的鋅含量，人體最能有效吸收，比植物中所含鋅的利用率要高。

南瓜中富含鋅元素、維生素C、胡蘿蔔素以及鈣、磷、鐵等礦物質，是兒童健腦益智、生長發育的佳品，同時對於預防眼疾和保護視力有很好的輔助療效。

烹飪提醒：煸炒時要勤攪拌翻炒，防止山藥糊底；小火慢燉，大火收汁。

第二節　老年強身抗衰老食療食譜

1、中老年飲食的二二一原則

人步入中老年，更加需要對身體健康的調理，科學的食養食補是維持人體健康的重要條件。營養專家提醒中老年朋友們，在日常飲食中，要堅持兩多一低一特殊的原則。兩多，就是多飲水、多纖維，一低就是低熱量，一特殊就是補充必要的特殊營養物質。

第一、多飲水

中老年人由於自身體質特點，即便處於口渴或者身體缺水狀態，也不會像年輕人那樣表現出來。因此，多飲水對於中老年人而言尤其重要。在原有的膳食營養分配中，中老年人膳食重要的成分是玉米、米飯、麵條和麵包等穀類食品，這種膳食比例，一度對於抵抗高醣分、高脂肪和高燒量所引發的糖尿病、高血壓和癌症等現代文明疾病，有著舉足輕重的作用。

但是近年來，營養學家特別強調飲水對於中老年體質的重要性。在膳食的組成比例中，飲水的比例超過了穀類食品。多飲水對於中老年人有很大的健康益處，它能有效防止皮膚乾燥，抵抗延緩衰老；潤腸通便，防止便秘；以及防止因機體缺少水分而對生理代謝所造成的各種影響。

第二、多纖維

現代營養研究提醒中老年朋友，要多吃富含植物纖維素的食品，比如穀物粗糧、蘿蔔、橘子、蘋果等。而不是精米白麵，果汁飲料。過於精緻的精米白麵，在加工過程中，膳食纖維被大量損害；同樣，果汁加工過程中也將大量的膳食纖維拒之門外。

粗糧、精糧搭配，多吃纖維食品，正是考慮了中老年腸胃功能，所制訂的新的膳食策略。中老年的腸胃功能逐漸衰退，食用高纖維食品，可以加速腸道蠕動，改善腸道菌群，使得食物容易被消化吸收，發揮預防便秘的作用。同時，粗纖維食品還可以減少人體對於膽固醇和高燒量的攝取，對中老年易患的心血管疾病和癌症有著很好的預防作用。

同時，新的營養理論還提醒中老年朋友們，多食用營養密度高的蔬菜、水果食品。其中蔬菜佔3份，水果佔2份。蘋果、黃瓜、萵苣、桃子、芹菜和杏，營養密度高，膳食纖維含量高，是中老年人的最佳食品。同時，高纖維、高營養密度的食品還有菠菜、甘薯、橘子和南瓜。

色澤鮮豔的水果，營養密度更高，富含大量的維生素A、維生素C和葉酸等營養物質，比如芒果、草莓等。

第三、低熱量

中老年人的膳食結構，脂肪、甜食和油類食品，佔據的比例最少，這就是說，中老年人要少吃高燒量的食品，多吃低熱量食品。對於那些蛋糕、餅乾、油炸食品和速食食品等各種高燒量低營養的食品，尤其要少吃或者不吃。在蛋白質的攝取上，要講究粗細葷素搭配，保持膳食均衡和營養均衡，以減少飽和脂肪酸和膽固醇的攝入。

第四、特殊營養物質

中老年人的飯量和運動量都相對減少，需要特殊的營養物質來維持人體的生理代謝、體重和健康狀態的持續。老年人要進食一些具有天然抗氧化能力的食品，防止自由基的衰老和損害；需進食一些富含鈣質和維生素D的食品，來保持骨骼的強健、硬度和韌性；多攝取鐵含量，以防止貧血；多吃富含葉酸的食品，減少中風和心臟病的發生，維持正常、充沛的腦力活動。

養生提示：老年膳食四字歌

熱量不高，脂肪適中，葷素搭配，易於消化；防止肥胖，保持體型，優質蛋白，多多補充；魚蝦豆類，經常食用，代謝平衡，減少患病；玉米蔬菜，打好先鋒，調節消化，腸道暢通；牛奶豆腐，經常食用，補充鈣質，骨質堅硬；食鹽要少，忌諱過剩，維族食品，多多食用；軟化血管，保障暢通，蔬菜水果，多多食用；無機鹽類，調節機能，每天飲水，適度適中；一日三餐，湯水菜羹，延年益壽，其樂無窮。

2、中老年常用的家庭保健食譜

●菠菜炒蘑菇

材料：菠菜250克，蘑菇20克，食用油、麻油、大蒜、蔥、生薑、料酒及精鹽各適量。

製作方法：

①菠菜和蘑菇溫水浸泡洗淨，菠菜切段，蘑菇撕條；大蒜洗淨切片；生薑洗淨切絲。

②炒鍋放食用油適量，燒至六分熱，將菠菜炒熟裝盤。

③炒鍋內放蒜片、蔥花、薑絲、料酒、精鹽和清水適量，煮沸後放入蘑菇，蘑菇炒熟後倒在菠菜上即可。

用法用量：佐餐，隨量食用。

保健小提示：具有補鐵健脾和養血清燥的作用，是中老年人的保健佳品。

●黑芝麻雞

材料：重約一公斤的小雞一隻，黑芝麻100克，桂圓肉80克，薑汁、精鹽少許。

製作方法：

①將小雞清洗乾淨，用沸水汆去血污，再用薑汁搽勻雞肚。

②桂圓肉和黑芝麻淘洗乾淨塞入雞肚內。把雞放入大碗中，加入適量紹興酒和水，淹沒雞肉，

隔水燉煮。

③文火慢燉3小時後放入少許精鹽調味即可。

用法用量：隨量食用。

保健小提示：此法具有滋陰補腎的功效，對於中老年人因腎虛導致的白髮、失眠和腰腿酸軟、食慾不佳等都有療效，是中老年人的滋補佳餚。

●豆棗豬尾湯

材料：黑豆200克，紅棗10顆，豬尾1條，陳皮1塊，精鹽適量。

製作方法：

①黑豆入乾鍋爆炒，炒至豆皮開裂即可，然後用清水洗淨，晾乾待用；紅棗、陳皮分別洗淨，紅棗去核。

②豬尾去毛、洗淨、切成段，放入沸水中煮10分鐘撈起。

③取湯鍋上火，加清水適量，用大火燒沸，下黑豆、豬尾段、紅棗和陳皮，改用中火繼續燉約3小時，加入精鹽即可。

用法用量：佐餐，隨量食用。

保健小提示：具有補氣益血、益精補髓和健脾補腎的保健作用，適合中老年日常食用，對於頭暈眼花、耳鳴、失眠、臉色蒼白、腰腿無力、精神疲乏等症有較好的輔助食療作用。

●炸桃腰

材料：豬腰子5副，核桃仁60克，精鹽、黃酒、蔥段、薑片、素油、雞蛋清各適量。

製作方法：

①將豬腰子剖開，撕去表皮，洗淨後剖開，先用推刀剞成平行的斜刀紋，深度為厚度的三分之二。

②將腰子調換角度，直刀剞成與斜刀紋成垂直相交刀紋，再切成長4公分、寬2公分的長方塊。

③將切塊的豬腰子用黃酒、精鹽、薑片、蔥段拌勻，浸漬入味後瀝乾；核桃仁用沸水浸泡去皮，在五分熱的油鍋中炸酥。

④炒鍋放油燒熱，將腰子塊花紋面朝下放在手掌上，放一瓣核桃仁包攏，拌上雞蛋清，下油鍋炸至淡黃色撈起，依此全部炸完。

⑤油至八分熱時，將腰子全部放入，第二次炸至金黃色撈出瀝淨餘油，盛入盤中即可。

用法用量：日常佐餐隨量食用。

保健小提示：具有延緩衰老、健體回春、補腎益肺的保健作用，對於腎虛引起的腰膝冷痛、遺精、尿頻、四肢酸軟、畏寒怕冷等症有較好的輔助食療作用。

●冬筍炒肚片

材料：熟豬肚200克，冬筍和青江菜心各30克，香糟和蔥油各10克，鮮湯90克，豬油50克，蔥、生薑、精鹽、黃酒、澱粉水、味精各適量。

製作方法：

①將熟豬肚切成5公分長、3公分寬的片，下沸水鍋焯水，瀝乾水分待用；蔥洗淨切成蔥花，生薑洗淨切末；香菜心切成5公分長的段，下沸水鍋焯水瀝乾水分待用；冬筍切成與肚片同樣大小的片，下沸水鍋焯水，瀝乾水分待用。

②香糟放碗中，用鮮湯60克泡開，用潔淨紗布過濾，擰出香糟汁。

③炒鍋放豬油燒至六分熱，下蔥花、薑末爆出香味，隨即倒入一半量香糟汁，放入肚片、冬筍片、精鹽、黃酒和剩下的鮮湯，燒沸後撇去浮沫。

④改用小火燒至湯汁減半時，放入菜心和剩下的香糟汁用澱粉水勾芡，加入味精，淋上蔥油，翻炒均勻即可。

用法用量：日常佐餐，隨量食用。

保健小提示：具有補益虛損和強健脾胃的作用，適合中老年日常保健食養。

●牡蠣菜肉粥

材料：牡蠣肉、豬瘦肉各50克，髮菜25克，白米適量，調料少許。

製作方法：

①白米淘洗乾淨；牡蠣、髮菜水發洗淨切塊；豬瘦肉洗淨，剁末搓製成肉丸。

②在瓦煲內注入適量清水煮沸，加入白米，放髮菜、牡蠣同煮至米開花，再放肉丸煮沸至熟，加入調味料適量即可食用。

用法用量：每日2次，分早晚服之，吃肉食粥。

保健小提示：具有健腦安神、滋陰養血和軟堅袪痰的補養效果，十分適合體質衰弱的中老年人長期食用。

●桂圓粳米粥

材料：桂圓肉25克，粳米100克，白糖少許。

製作方法：桂圓肉、粳米分別洗淨，加水500克共煮，至米爛為止，調入白糖即可食用。

用法用量：隨量食用。

保健小提示：具有補養心血和健腦安神的保健作用，對於心血不足引起的心悸、失眠患者有較好的保健食療效果。

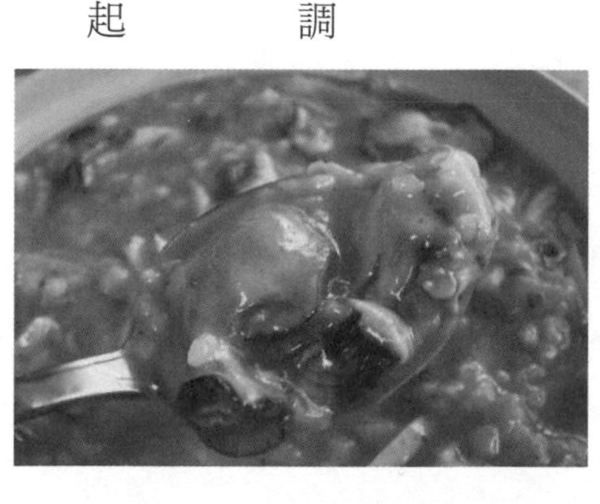

●棗仁糯米粥

材料：酸棗仁30克，桂圓肉15克，糯米50克，紅糖6克。

製作方法：

①粳米淘洗乾淨；桂圓肉溫水浸泡洗淨，切成小顆粒；酸棗仁溫水浸泡洗淨，搗碎後用紗布包好。

②上述材料加清水適量，煮成稀粥，紅糖調味即成。

用法用量：每日食用一次，睡前一兩小時食用。

保健小提示：具有健腦安神和補血養心的作用，對於心脾兩虛引起的失眠、健忘症有很好的輔助療效，是失眠體衰的中老年人日常的保健食品。

●芡實粳米粥

材料：芡實、桂圓肉各15克，白糖、粳米各60克，白蓮子6克。

製作方法：

①蓮子洗淨去心；芡實去殼，洗淨，搗碎；粳米淘洗乾淨。

②蓮子、芡實、桂圓肉和粳米一同入鍋，加適量清水煮粥，粥成後加入白糖溶化後即成。

用法用量：每天食用一次，可常食。

保健小提示：經常食用具有補益心脾、養血安神和健腦益智的作用，是中老年的日常保健粥。

●黃花紅棗粥

材料：黃花菜35克，合歡花15克，紅棗15顆，蜂蜜適量。

製作方法：

①黃花菜清水浸泡洗淨，挑去雜質切段；合歡花洗淨，和黃花菜一起煎汁；紅棗溫水浸泡洗淨。

②去渣取汁，和紅棗一起燉熟，放入蜂蜜攪勻調味即可。

用法用量：每天食用一兩次。

保健小提示：中老年人食用，具有健腦安神的補養保健效果。

●馬鈴薯牛肉湯

材料：馬鈴薯和番茄各200克，牛肝、牛肉各100克，精鹽、黃酒、醬油、澱粉、白糖、薑片各適量。

製作方法：

①將白糖、醬油、精鹽、黃酒和澱粉調勻，做成醃料備用。

②牛肝和牛肉洗淨，切成薄片，與醃料拌勻，醃10分鐘左右。
③番茄、馬鈴薯洗淨，切成塊。
④煲內放清水適量，用大火燒沸後放入番茄塊、馬鈴薯塊和薑片，改用中火煲至番茄出味、馬鈴薯熟，再放入牛肝和牛肉燒熟，以精鹽調味即可。

用法用量：佐餐，隨量食用。

保健小提示：具有養肝明目和健腦安神的保健效果，適用於肝脾兩虛、視力下降、頭昏眼花、精神疲乏、食慾不振、口乾燥渴等症，具有很好的輔助食療作用，是中老年人的日常保健佳餚。

●油爆雙脆

材料：豬肚、淨雞肫各150克，大蔥100克，鮮湯50克，精鹽1克，黃酒、薑汁、麻油各5克，醬油15克，澱粉水20克，素油500克，大蒜適量。

製作方法：
①豬肚片去外皮，清水洗淨，剞成十字花刀，深度為豬肚厚的三分之二，切成2公分見方的塊。
②雞肫剞成十字花刀，深度為雞肫厚度的三分之二，切成約2公分見方的塊。

③大蔥洗淨，切成豆瓣狀；大蒜去皮洗淨，切成薄片。
④炒鍋內放入清水，在大火上燒至八分熱時放入雞肫塊焯水後撈出瀝乾。
⑤碗內放入鮮湯、精鹽、黃酒、薑汁、醬油、澱粉水調成汁。
⑥炒鍋內加入素油，置大火上燒至九分熱，將豬肚塊、雞肫塊放入油中迅即撈出。
⑦炒鍋內留少許油，加入大蔥、蒜頭爆鍋，放入豬肚塊、雞肫塊，迅速倒入芡汁翻炒，淋上麻油即可。

用法用量：隨量食用。

保健小提示：這是一道適合中老年人常食的保健菜餚，具有補虛損和健脾胃的作用，適合身體衰弱、泄瀉、下痢、消渴及尿頻等症的中老年患者食用，具有很好的輔助療效。

●杜仲燉豬腰

材料：豬腰子兩個，杜仲15克，核桃肉30克，細鹽適量。

製作方法：豬腰子清洗乾淨切片，和杜仲、核桃肉一起燉熟，將杜仲和核桃肉去除。

用法用量：豬腰子蘸少許細鹽配合正餐食用。

保健小提示：具有補腎助陽和強腰益氣的良好功效。十分適合因為腎氣不足而致的腰痛乏力、畏寒肢涼、小便頻數、視物不清、陽萎遺精等症，是中老年人的保健佳餚。

●萵苣燜豬肚

材料：豬肚200克，萵苣100克，水發木耳15克，醬油12克，食醋20克，醬筍末8克，生薑、大蒜各5克，花椒、精鹽適量。

製作方法：

①豬肚清水浸泡洗淨，煮熟待用；萵苣洗淨切成長3.3公分、寬2公分、厚0.3公分的薄片；木耳洗淨；生薑洗淨切末，大蒜剝皮切末。

②熟豬肚切成長3.3公分、寬2.6公分的塊，用直刀法切成中間連而不斷的三刀。

③將豬肚塊、萵苣片、木耳放人沸水鍋中焯水後，撈出瀝乾水分，放入碗內，加入醬油、精鹽、食醋、醬筍末、薑末、大蒜末。

④炒鍋放油，油熱後放入花椒燒製花椒油，將熱花椒油倒入盛有各種材料的碗中，隔水燜熟即可。

用法用量：經常佐餐，隨量食用。

保健小提示：具有補虛損和健脾胃的保健效果，適合體質衰弱的中老年人食用，體質正常的人食用，更加強健。

●豆腐地耳湯

材料：鮮地耳500克，豆腐200克，精鹽、味精、蔥花、素油各適量。

製作方法：

①將鮮地耳去雜質後洗淨，入沸水鍋焯水後，撈出瀝乾，切成段。

②豆腐切塊，入沸水鍋焯水後撈出。

③淨鍋加素油燒熱，放入蔥花煸香，放入豆腐塊，加入精鹽和水適量燒至入味，投入鮮地耳再燒至入味，加入味精起鍋即成。

用法用量：佐餐，隨量食用。

保健小提示：具有聰耳明目的保健效果，具有清熱明目、寬中益氣、滋養強壯的作用，適用於目赤腫痛、夜盲症、脫肛等症的輔助食療。

●豬腎粥

材料：豬腎2個，粳米50克，蔥、薑、精鹽等適量。

製作方法：

①豬腎清洗乾淨，去掉筋絡和外膜後切丁。

②粳米淘洗乾淨，和豬腰子一起煮成粥。

③豬腰子將熟的時候加入蔥、薑、精鹽等調味品即可。

用法用量：可以做為早餐隨量食用。

保健小提示：具有補腎強腰的功效，十分適合老年人因為腎氣不足引起的腰膝軟弱疼痛、步履艱難、耳聾等症，是中老年人的滋補佳品。

●仙草燉豬蹄

材料：靈芝15克，豬蹄1隻，黃酒、精鹽、味精、蔥段、薑片、豬油各適量。

製作方法：

①將豬蹄上的豬毛拔乾淨，清水浸泡洗淨，入沸水焯片刻，去掉污垢和腥臊，再用清水洗淨，瀝乾水分待用。

②靈芝溫水浸泡，洗淨成片，待用。

③鍋內放豬油，燒熱後放入蔥段、薑片煸香，放入豬蹄、黃酒、味精、精鹽、靈芝片及清水適量，大火燒沸後改用小火燉至豬蹄熟起鍋即成。

用法用量：日常佐餐隨量食用。

保健小提示：具有滋補強壯的作用，十分適合中老年保健食養，可以強身健體、抵抗衰老、健美肌膚、祛除皺紋，同時也對於貧血、食慾不振、精神疲乏等症狀有很好的輔助食療效果。

●香菇湯

材料：香菇15朵，雞肉250克；芫荽、食鹽、雞粉、蔥、生薑、料酒、麻油各適量。

製作方法：

①香菇清水浸泡一小時，泡軟後洗淨，去掉香菇蒂，切塊待用。

②雞肉清水洗淨，開水汆去腥味和血污，切塊備用。

③芫荽挑去雜質洗淨切段；蔥洗淨切絲；生薑洗淨切片。

④上述材料一起入鍋燉煮，旺火煮沸後改用小火慢燉，雞肉軟爛後即可。

用法用量：白天吃雞肉，晚餐喝雞湯，隨量食用。

保健小提示：具有抵抗衰老、強身延年和健脾補腎的作用，是中老年抗衰老的保健佳品。

●枸杞燉鯽魚

材料：半斤左右的鯽魚三條，枸杞15克，食鹽、雞粉、蔥、生薑、料酒、麻油各適量。

製作方法：

①鯽魚刮磷去內臟反覆清洗乾淨，熱水沖去血污，魚身上劃兩三刀，瀝乾水分備用。

②生薑切絲，蔥切末，入油鍋煸炒出香味後，放入高湯、料酒、食鹽、雞粉，入鯽魚，旺火煮沸後小火慢燉二十分鐘。

③放入枸杞，稍煮片刻，湯汁濃稠後淋入香油調味即可。

用法用量：隨量食用。

保健小提示：經常食用具有健身防衰、駐顏不老的保健功效，十分適合中老年人食用。

●核桃雞丁

材料：雞肉400克，核桃仁20克，枸杞10克，蛋清、味精、白糖、胡椒粉，雞湯、濕澱粉、豬油、薑片、蔥末、香油各適量。

製作方法：

①雞肉洗淨，熱水燙去血污，切丁備用；核桃仁用熱水泡脹，剝皮備用；蛋清攪拌均勻備用；枸杞溫水浸泡洗淨，備用。

②取小碗一個，放入味精、白糖、胡椒粉、雞湯調和成味汁備用。

③雞湯和濕澱粉調糊，給雞丁掛糊。

④炒鍋放入豬油，燒至七分熱，放入核桃仁炸至微黃撈起來，再放入雞丁翻炒，入蔥末、薑片和調味汁。

⑤翻炒幾下後放入核桃仁和枸杞，淋入香油攪勻即可。

用法用量：隨量食用。

保健小提示：具有抵抗衰老、強身健體和補腎益精的作用，適合中老年人長期食用。

第三節　女性食養食譜

1、會吃才會更美麗

合理飲食可以使皮膚變得健美光潔，會吃才會更美麗。日常的食養食療在美容保健方面，佔有重要作用：

（1）水：水是生命之源，也是皮膚彈性光潔的重要營養品。人體水分減少，皮膚容易乾燥失去彈性，甚至鬆弛下垂出現皺紋。因此，要保持皮膚彈性健美，需要每天適量飲水。

（2）含維生素的食品：食物中的維生素，對於保持肌膚細膩滋潤，防止皮膚衰老有著重要的作用。

我們總結了維生素對肌膚美容的不同作用。其中，維生素A、C、E，最具美白肌膚的功效。

維生素E：維生素E可以對抗皮膚衰老。維生素E在穀類、小麥胚芽油、綠葉蔬菜、蛋黃、堅果類、肉及乳製品中，均含量豐富。維生素E的作用，可減少維生素A及多元不飽和脂肪酸的氧化、控制細胞氧化、促進傷口的癒合、抑制皮膚曬傷反應及癌症之產生。一般來說，維生素E及維生素C若能合併使用，兩者可相輔相成，增強其作用。

維生素C：維生素C具有美白作用，可以對抗肌膚發炎，有效防曬。維生素C也能促進傷口的癒合。人體如果缺乏維生素C，人體結締組織的功能會受到自由基的侵襲而變性，維生素C因為具有抗氧化作用，所以能有效修補結締組織受到的損害。所以，抗老化修補曬後傷害的美容產品中，維生素C被廣泛應用。

維生素A：可使皮膚光滑細緻。如果皮膚變得乾燥粗糙有碎屑，那是缺乏維生素A的症狀；這個時候，你就需要為肌膚補充相對的維生素了。經常食用富含維生素的食品，可以有效抵抗皮膚皺紋和延緩皮膚老化，同時也具有祛斑和光潔皮膚的作用。

維生素B_2：如果嘴唇乾裂，那是缺乏維生素B_2的症狀。含有維生素B_2的食物有肝、腎、心、蛋、奶等。

除了維生素B_2之外，以上三種維生素有類似的功用，且彼此間有相輔相成的作用，因三者皆為良好的抗氧化劑，能清除皮膚日曬後所形成的有害自由基。

過量食用維生素A，容易導致頭痛、噁心、嘔吐及骨骼病變等。孕婦在進補維生素A時更要特別注意，要在安全用量之內，以免產生畸形兒。

維生素E服用也要遵醫囑，不能長期過量食用，否則也會對人體產生危害，導致血脂過高以及靜脈炎等。

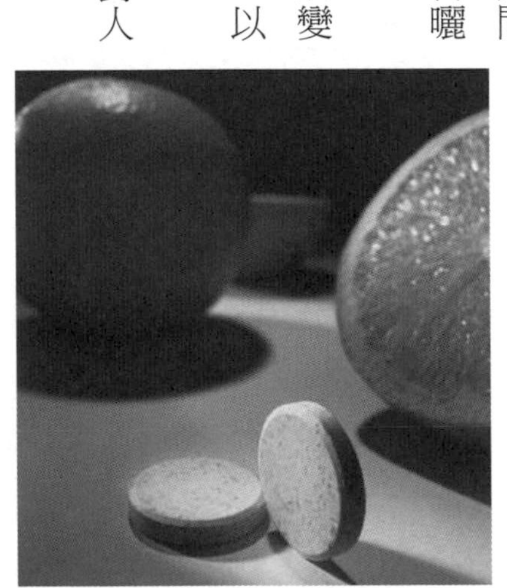

（3）含鐵食品：蛋黃、海帶和紫菜以及動物肝臟，是含鐵量豐富的食品。多吃含鐵食品可以使得皮膚紅潤光澤。食物中的鐵含量，也是血液中血紅素的重要成分之一。

（4）鹼性食品：常吃鹼性食品可以促進人體內部的酸鹼平衡。我們日常生活中所吃的魚、肉、禽、蛋、糧穀等均為生理酸性。尿酸和血液中的乳酸含量過高，都是食用過量酸性食物所致。當體內的酸（通常說有機酸）不能即時排出體外時，敏感表皮細胞會受到侵蝕，肌膚容易失去彈性和細膩感。所以應該多吃一些鹼性食品來中和體內的有機酸，如柑橘、蘋果和梨以及蔬菜等。

（5）蛋白食品：要想使得皮膚皺紋減少富有彈性，那就多吃富含膠原蛋白和彈性蛋白的食品。豬蹄和動物筋腱裡面富含膠原蛋白和彈性蛋白。

養生提示：不同年齡層的飲食大不同

女性肌膚的細膩美白和光亮程度，和真皮透明質的酸酶含量關係密切。而雌性激素的分泌，能有效促進透明質中酸酶的形成。這種酸酶能有效促進皮膚對微量元素、維生素和水分的吸收，進而使皮膚中的維生素、微量元素和水分含量充足，使得肌膚更加細膩光滑。愛美女士堅持下列飲食習慣，可以有效促進皮膚健美：

15歲到25歲

是女性生殖器官發育分熟時期，也是女性月經來潮時期。這一階段，女性的肌膚光澤紅潤而且富有彈性，所以要多吃富含蛋白質、維生素和脂肪酸的食品，比如豆類、瘦肉、白菜、豆芽和韭菜，少鹽多水等。這樣可以防止皮膚乾燥，增加尿液排出，增加脂質的代謝，減少臉部油脂。

25歲到30歲

這個年齡層的女性，眼皮下面和額頭會出現細小皺紋，皮膚因為皮下油脂分泌的減少而變得粗糙，光澤程度減少。在這個階段，除了要保持多水少鹽外，還要多吃牛奶、木耳、番茄、薺菜、豌豆和胡蘿蔔這類富含維生素C和維生素B的食品。

30歲到40歲

這個階段的女性，由於內分泌功能逐漸減弱，眼角出現皺紋，下巴的肌肉也開始變得鬆弛，皮膚也容易乾燥。這個階段要多吃富含維生素的新鮮蔬果，還要注意多吃富含膠原蛋白和動物蛋白質的食品，比如瘦肉、豬蹄、魚肉和肉皮等。

40歲到50歲

女性開始進入更年期，皮膚變得更加乾燥而且缺少光澤。要多吃補氣養血、延緩衰老促進膽固醇排泄的食品，比如檸檬、核桃、玉米、蘑菇和紅薯等，同時還要多吃富含維生素E的的食品。

不要長期使用植物油。因為花生、玉米等植物油，在提煉過程中很容易摻雜發霉的花生、玉米。發霉的花生、玉米含有致癌物很強的黃麴黴素。菜油中所含的芥酸物質，對人體健康同樣有害。所以，植物油和動物油搭配食用最為科學。

2、柳橙紅黃黑白藍綠七彩飲食美容顏

柳橙黃的蜂蜜：營養豐富全面的蜂蜜，被譽為「大自然中最完美的營養食品」。常食蜂蜜不僅可以潤澤皮膚防止乾裂，而且還能使皮膚變得柔滑細嫩。蜂蜜中的豐富營養物質，可以使面容紅潤富有光澤，提高血液中血紅蛋白含量。如果將蜂蜜水代替飲料那是最好不過的了，它將會給你的肌膚帶來無窮的魅力。

紅色的枸杞：多飲用枸杞泡製的藥酒，有助於肌膚美容。因為枸杞裡面富含大量營養物質，有滋補強健肌膚的作用。常用的枸杞食品是：

枸杞泡酒；杞圓膏：冰糖加上蜂蜜，和枸杞、桂圓一道製成杞圓膏；枸杞燉豬腦；枸杞加紅棗雞蛋煲湯；枸杞燉雞、燉羊腦等。

淺黃的當歸：經常進補當歸可以有效美白皮膚，對抗肌膚衰老。常見的當歸食品有：當歸酒：取米麵適量，和水煎後的當歸藥汁，一起製成當歸酒飲用；當歸羊肉湯：取羊肉適量，然後放入少許當歸黃耆和黨參，燉成當歸羊肉湯營養豐富，飲後美容；當歸水：開水沖泡當歸五克，添加少許蜂蜜代茶飲，滋味相當好，而且製作簡單飲用方便。

黑色的黑芝麻：如果想延緩肌膚衰老，建議多吃黑芝麻。黑芝麻煮粥做湯皆可。下面介紹一種黑芝麻藥湯：取適量黑芝麻，放置鍋內溫水攪勻，然後大火蒸煮。煮沸後端下，晾乾後再依照上法蒸煮。三五遍後晾乾磨成粉末，飯前空腹溫水沖飲十克即可。

雪白的白蘿蔔：蘿蔔對於人體五臟都有很好的補益作用，尤其利於腸道通暢。因此多吃蘿蔔可以增加腸胃功能有效排除體內廢物和毒素，達到養顏排毒的作用。

藍色的藍莓：藍莓果實中富含水果中常見的多種營養成分，以及花色素苷、類黃酮等抗氧化劑和細菌生長抑制劑，它有很好的抗氧化能力以及維持膠原蛋白功能，可以抗老化及預防疾病，還能夠保持皮膚的光滑及彈性。

綠色的豌豆：豌豆有去除面部黑斑、色素斑，令面部光澤柔滑的作用。

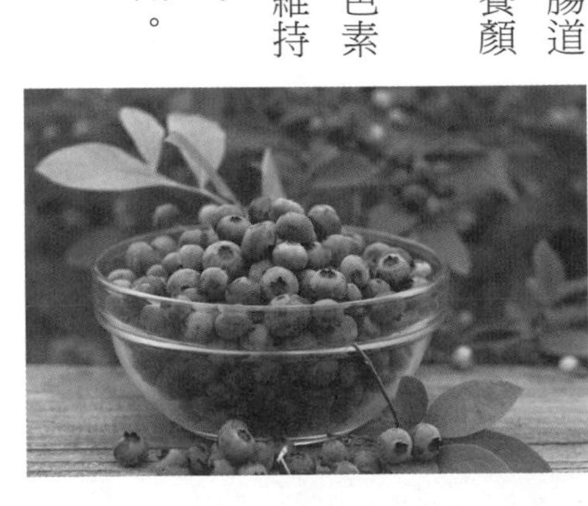

3、女性養顏食譜

●清炒蘿蔔絲

材料：新鮮胡蘿蔔400克，熟豬油、蔥絲、薑絲、料酒、精鹽、味精各適量。

製作方法：

①胡蘿蔔清水浸泡一個多小時，去掉根鬚，洗淨切絲。

②鍋內放熟豬油，油燒至五、六分熱的時候，放入蔥絲和薑絲炒香，淋入料酒，入蘿蔔絲煸炒，加入食鹽和清水適量，燜至爛熟，加味精調味。

用法用量：隨量食用。

養顏小提示：胡蘿蔔的營養成分眾所周知，裡面所含的維生素A，位居各類食品之冠。維生素A屬於「脂溶性維生素」，和脂肪類食品豬油一同搭配炒製，能促進人體對維生素A的充分吸收。經常食用此菜，可以使女性肌膚滋潤光澤、細膩柔滑、富有彈性，對於女性肌膚彈性鬆馳、粗糙灰黯等有很好的改善作用。

烹飪提醒：此道菜味道鮮香，蘿蔔絲乾脆嫩滑，烹調時要掌握好以下兩點。第一是掌握好火候，用中火烹調，操作要迅速；第二蘿蔔絲要粗細一致。掌握好上述兩點，才能維持蘿蔔絲烹調均勻，生熟一致，鮮嫩不老。

●蔥油鰱魚

材料：重約750克的新鮮鰱魚一條，芝麻油100克，蔥、生薑、乾辣椒、精鹽、味精、料酒、醬油、香菜各適量。

製作方法：

①鰱魚去鱗，去腮去內臟清洗乾淨，魚身上切寬柳葉花刀；蔥洗淨切蔥段和蔥絲；生薑洗淨切絲；乾辣椒洗淨切絲；香菜洗淨擇去雜質，切段。

②鐵鍋內加清水適量，旺火煮沸後放入鰱魚，加精鹽、醬油、味精、料酒，用文火慢燉約15分鐘，魚肉熟透後撈出來放在盤子內，撒上料酒、精鹽、蔥、薑絲、味精、辣椒絲。

③炒鍋內放入香油，燒至四、五分熱時，將蔥段放鍋內煸炸，香油溫度達到十分熱時，去除蔥段，炒鍋內的蔥油淋在魚身上，撒上香菜段即可。

用法用量：隨量食用。

養顏小提示：此道菜餚具有烏髮養顏、補氣暖胃和滋潤皮膚的功效。鰱魚有潤膚、補氣和暖胃的作用，芝麻中含有不飽和脂肪酸，是營養面容、烏黑秀髮和光滑肌膚的佳品。芝麻油和鰱魚搭配烹飪食用，能有效治療皮膚粗糙、頭髮乾裂容易脫落和掉屑等症狀，是女性日常不可缺少的美容佳餚。

烹飪提醒：此菜餚魚肉爛熟，味道鮮香，烹調關鍵是要用足香油和蔥，以增加魚肉清香可人的味道。

●花生炒雞胸肉

材料：花生和新鮮雞胸肉各300克，雞蛋清、熟豬油、蒜片、高湯、精鹽、豆瓣蔥、味精、鮮黃瓜、料酒、澱粉水、香油各適量。

製作方法：

①雞胸肉用清水反覆洗淨，先切成1.5公分厚的大片，兩面打多十字花刀，切成約1.5公分見方的雞丁；碗內放味精、雞粉、澱粉水和雞粉攪勻，將雞丁入碗中醃漬掛糊。

②黃瓜清水浸泡一個多小時，洗淨除去蒂把，切成約1.5公分見方的丁。
③高湯適量，放入澱粉水、精鹽和味精攪勻，調製成味汁。
④熟豬油入炒鍋，中火燒至三四分熱時，將放漿的雞丁放入翻炒，熟後起鍋。
⑤炒鍋內放油加熱至五六分熱時，放入花生仁炸至酥透，撈出備用。
⑥炒鍋內放少許油，旺火燒熱後放入薑蒜和豆瓣蔥爆出香味，淋入料酒，倒入花生、黃瓜丁、雞丁和兌好的味汁，快速翻炒片刻，倒入香油攪拌均勻即可。

用法用量：隨量食用。

養顏小提示：花生富含大量的蛋白質、維生素A、甾醇和脂肪，被譽為「素菜中的肉食」，其營養價值可見一斑。而雞肉煮食對人體更有補益。花生和雞肉搭配烹調食用，具有滋潤肌膚的良好功效，十分適合皮膚無華和面容憔悴的女性食用，堅持經常食用，可使臉色顏麗，容光煥發。

烹飪提醒：

第一，切雞丁時刀工要處理好，刀口整齊，大小均勻；第二，雞丁過油時，食用油的溫度不宜過高，三、四分熱即可，烹調翻炒要迅速乾淨。堅持上述兩點，一定能做出雞肉外酥內嫩、花生外酥內脆的清香適口佳餚。

●菊花肉片

材料：新鮮菊花瓣100克，豬油1000克，雞湯150克，豬瘦肉600克，雞蛋3個，食鹽和砂糖各3克，胡椒粉2克，麻油3克，紹興酒、蔥、薑各20克，濕澱粉50克，味精適量。

製作方法：

①豬肉清水洗淨，入開水焯去血污腥臊，切成薄片；菊花瓣清水浸泡洗淨；生薑洗淨切片；蔥洗淨切蔥花；雞蛋打破剔除蛋黃。

②將蛋清、胡椒粉、食鹽、味精、燒酒、澱粉攪勻拌糊，給肉片掛糊；將芝麻油、雞湯、食鹽、味精、白砂糖、胡椒粉、濕澱粉兌成湯汁。

③豬油全部放入炒鍋中，旺火燒至五分熱時放入肉片，炒至滑撒，用漏勺撈出來瀝油。

④炒鍋內放入熟油50克，油溫五分熱時，放入蔥、薑煸炒爆香，倒入肉片，烹入紹興酒熗鍋，淋入湯汁，翻炒幾下後放入菊花，翻炒均勻即可。

用法用量：佐餐，隨量食用。

養顏小提示：經常食用此菜餚，能滋潤肌膚，美麗容顏，同時也具有健體、滋補肝臟的食療效果，能清熱，明目，祛風，平肝，養血，益壽，適合高血壓和冠心病患者食用。

●素炒雙菇

材料：水發香菇和鮮蘑菇各150克，白糖、香油、料酒、醬油、精鹽、花生油、濕澱粉、味精、薑末、鮮湯各適量。

製作方法：

①水發香菇清水反覆洗淨，去蒂去雜質，切成薄片；鮮蘑菇去蒂洗淨，切成薄片。

②炒鍋內放入適量花生油，油熱後放入薑末煸香，加入蘑菇香菇煸炒，加入料酒、白糖、醬油和精鹽繼續煸炒，入味後放入鮮湯，煮沸後加入味精調味，濕澱粉勾芡，淋入香油攪勻即可。

用法用量：隨量食用，吃蘑菇喝湯。

養顏小提示：香菇與蘑菇均為食中珍品。雙菇搭配烹調食用，營養豐富、口味鮮美，具有很好的食養食療作用。這道素炒雙菇，富含大量蛋白質、多種維生素和人體所需的多種氨基酸，具有潤滑皮膚、益氣滋陰、滋補強身、清身降壓、提高人體免疫力的良好功效，經常食用能美容肌膚、抵抗衰老，令妳容顏不老，青春長存。

烹飪提醒：香菇和蘑菇包裹泥沙，比較難洗淨，用冷水反覆沖洗，能有效洗去泥沙，而後再用清水洗淨，瀝乾。

●黃酒燜鴿肉

材料：中等大小的肉鴿2隻，花生油、黃酒、甜麵醬、味精、精鹽、蔥段、澱粉水、香油各適量。

製作方法：

①鴿子去毛去內臟洗淨，剁塊，開水汆去血污，再用清水洗淨。

②炒鍋放入花生油適量，旺火燒至七、八分熱時，鴿子肉入鍋油炸撈出待用；鍋內放少許油，入蔥段爆香，加入甜麵醬炒散，放入清水兩湯勺，倒入油炸過的鴿子肉，調入味精和精鹽，旺火煮沸後改用小火慢燉，鴿肉酥爛後撈出來放盤內。

③將鍋內煮鴿子的湯濾渣澄清，倒入黃酒、精鹽、蔥段調味，澱粉水勾芡煮沸，淋入香油，倒在鴿肉上即成。

用法用量：隨量食用，吃肉喝湯。

養顏小提示：鴿肉的蛋白質含量十分高，民間素有「一鴿勝九雞」的說法，醫學典籍《食療本草》也稱鴿肉有「治解諸毒、治惡疥瘡癬」的作用，充分說明了鴿肉的營養價值。鴿肉還富含脂肪、鈣、磷、鐵和維生素，以及部分氨基酸等，具有補肝益腎、強健脾胃、補益氣血和祛風祛毒等作用。

人體臉部之所以粗糙或生瘡斑，主要原因在於人體內部機理失調，導致體內毒素聚集於臉部皮膚，時日一久就會生長痤瘡。正因為鴿肉具有「治解諸毒、治惡疥瘡癬」的作用，所以經常食用能有效排毒養顏，進而發揮美容潤膚的作用。

烹飪提醒：鴿肉入油鍋煎炸，油溫不宜過高，煎炸時間不宜過長，變色即可。

●里脊蒸紅棗

材料：鮮豬里脊肉250克，紅棗若干枚，甘草10克，小麥40克，精鹽、料酒、味精、花生油、澱粉水、雞蛋黃、麵粉各適量。

製作方法：

①將豬里脊肉洗淨切塊，加精鹽、味精、澱粉水、雞蛋黃、麵粉醃一會，攪勻；甘草、小麥加適量水煮，然後取汁約1000克；紅棗泡發後用水洗淨。

②鍋內放入花生油，燒至七分熱時，放入掛糊的肉塊，炸至微熟，撈出來放入湯碗內，再加甘草小麥汁、紅棗、精鹽、味精、料酒，放入蒸籠，用旺火蒸約一個半小時即可。

用法用量：隨量食用。

養顏小提示：豬肉和紅棗都具有潤膚養顏的功能，兩者搭配，是不可多得的美容佳餚。女性經常食用，具有滋補肝陰和強身健體的作用，可使皮膚細膩、容顏煥發、光澤奪人。

烹飪提醒：此菜餚烹飪要注意三點，第一豬肉掛糊要均勻；第二入油煎炸時油溫不可過高，七分熱即可；第三入豬肉要蒸至酥爛。

● 小炒豌豆苗

材料：豌豆苗400克，香菜、熟豬油、味精、料酒、精鹽和蔥、薑絲各適量。

製作方法：

①將豌豆苗（豌豆嫩莖和嫩葉）擇洗乾淨，撈出來瀝淨水分。

②鍋內放入適量豬油，燒至六分熱時，放入蔥、薑絲爆鍋，然後倒入豌豆苗翻炒，加料酒、精鹽、味精、香菜，炒熟即可。

用法用量：隨量食用。

養顏小提示：豌豆苗富含維生素C、維生素B_1、維生素B_2、鈣質等，質地柔軟，清爽新鮮。維生素B有很強的潤滑柔嫩肌膚的作用。常食此道菜，能有效清除臉部多餘的油脂，使人肌膚柔嫩乾爽，適合油性肌膚女性食用。

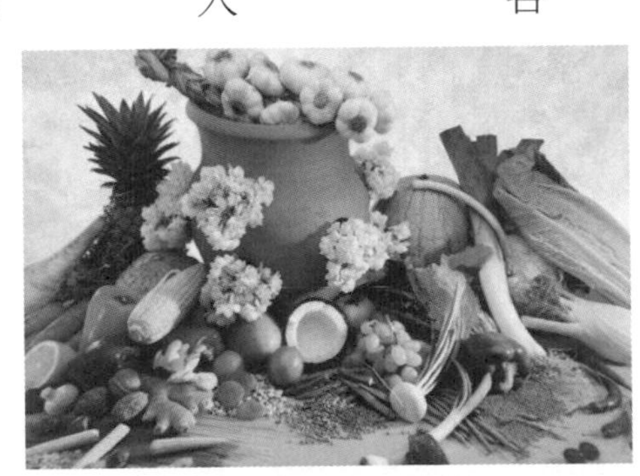

● 淮圓燉甲魚

材料：淮山和桂圓肉各50克，800克左右的甲魚1隻，蔥段、薑片、料酒、雞湯和精鹽各適量。

製作方法：

①淮山藥洗淨去皮，清水浸泡後切片；甲魚去內臟洗淨，用熱水浸泡去除皮膜和背殼；桂圓肉

溫水浸泡洗淨。

②將上述材料一起放入燉盅，倒入雞湯，隔水蒸至甲魚肉熟爛，挑去蔥、薑即成。

用法用量：隨量食用。

養顏小提示：山藥和桂圓都是飲食佳品，又是常用的中藥材料。常吃淮山和桂圓，具有美容滋潤肌膚的作用。甲魚是一種名貴食材，富含豐富的蛋白質、鈣、磷、鐵、維生素A、脂肪、維生素B_1維生素B_2，自古以來就是滋補佳品，具有潤膚健膚、明目健腦的作用。甲魚、桂圓肉和淮山三者搭配食用，能補益脾胃，滋補心肺和肝腎。女性常食這道菜餚，能有效美膚養顏，中老年人常吃此菜餚，能延年益壽和抵抗衰老。

烹飪提醒：甲魚肉要反覆清洗乾淨，否則會影響整道菜的味道。

●瓠燉豬腳

材料：豬腳1隻，瓠瓜200克，醬油、味精和精鹽各適量。

製作方法：

①將豬腳上的豬毛拔淨，反覆清洗乾淨，開水焯去血污，再用清水洗淨，入沸水煮至七分熟，撈出來在豬腳上用刀劃幾道，露出豬骨；瓠子洗淨，對半切開切塊。

②砂鍋放高湯適量，加入精鹽和醬油，放入豬腳，中火煮沸後放入瓠瓜塊，改用小火燉至豬蹄

爛熟，味精調味即成。

用法用量：隨量食用。

養顏小提示：瓠瓜具有潤腸通便、滋潤皮膚和清熱止渴、利水除煩的作用。豬腳中富含膠原蛋白質和脂肪、蛋白質，更是具有潤膚美容的作用，兩者搭配食用，能令皮膚滋潤健美。

●豬排海帶湯

材料：豬排骨450克，海帶180克，蔥段、薑片、精鹽、黃酒、香油各適量。

製作方法：

①海帶放入溫水浸泡洗淨，鍋內蒸三十分鐘，再用清水浸泡三、四個小時，將海帶徹底泡發，清水洗淨，瀝乾水分，切成長方塊；排骨洗淨，切段，開水焯去血污腥臊，清水洗淨。

②鍋內加入清水適量，放入黃酒、蔥段、薑片，連豬排一起燉煮。旺火煮沸後撇去浮沫，再開小火慢燉20分鐘，倒入海帶塊，再用旺火煮沸十分鐘，挑去薑片、蔥段，加精鹽調味，淋入香油即成。

用法用量：隨量食用。

養顏小提示：海帶是很好的鹼性食品，能中和人體的酸鹼度，豬肉更是潤膚養顏的佳品。兩者搭配，能滋潤肌膚，排毒養顏，是女性美容佳品。

●金耳炒肉片

材料：金針和雲耳各25克，雞蛋2個，瘦肉150克，蒜茸、醬油和白糖各適量。

製作方法：

①雲耳和金針用溫水浸泡洗淨，備用；瘦肉洗淨，用醬油、白糖醃片刻。

②雞蛋打破攪勻，炒熟後備用；鍋內下油燒熱，將肉片過油，備用。

③炒鍋放油燒熱，將蒜茸爆炒，放入雲耳、金針、蔥段、肉片、雞蛋、鹽、糖、胡椒粉、醬油，翻炒肉熟即可。

用法用量：隨量食用。

養顏小提示：經常食用具有潤肺養顏和補精益氣的作用。

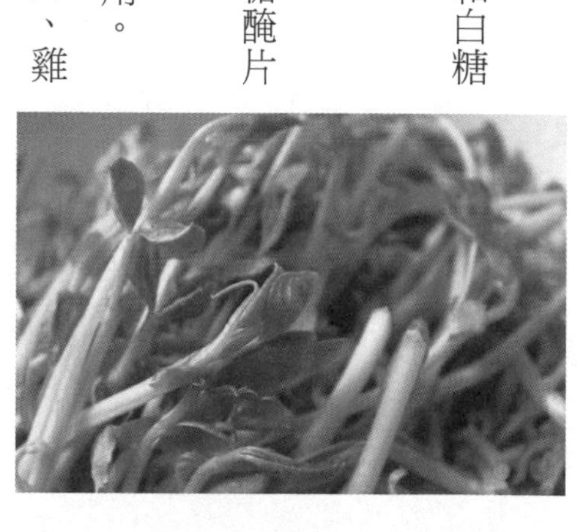

●烏髮養顏糖

材料：核桃仁和黑芝麻各60克，紅糖600克，菜油適量。

製作方法：

①黑芝麻和核桃仁一起炒香；鋁鍋內加適量清水，放入紅糖，旺火煮沸，改用小火慢燉，熬至

湯汁濃稠時，放入黑芝麻和核桃仁，攪拌均勻。

②盤子上塗抹少許熟菜油，將鍋中的糖倒入盤中攤平，晾涼，切成小塊裝糖盒內備用。

用法用量：早晚各食三塊。

養顏小提示：具有生髮烏髮、養顏美容、健腦補腎的作用，適合女性長期食用，對於頭昏耳鳴、健忘、脫髮、頭髮早白等症都有良好的輔助療效。

●銀耳櫻桃湯

材料：銀耳和紅櫻桃脯各30克，冰糖適量。

製作方法：

①銀耳溫水泡發洗淨，剔除耳根等雜質，放碗中隔水蒸十分鐘，待用。

②鍋內放清水適量，放入冰糖，微火融化，放入紅櫻桃脯，旺火煮沸，倒入銀耳碗中即可。

用法用量：隨量食用。

養顏小提示：此湯色彩鮮豔，誘人胃口，具有美膚養顏、醒腦提醒和延年益壽的良好功效，是女性美容潤膚的日常佳餚。

●薏仁百合粥

材料：薏仁60克，百合12克，蜂蜜適量。

製作方法：

①薏仁、百合溫水浸泡洗淨。

②鍋內放清水適量，將薏仁、百合一起煮粥，旺火煮沸後小火慢煮一個小時，入蜂蜜調味即可。

用法用量：隨量食用。

養顏小提示：具有清熱潤燥的作用。長期食用對於臉部痤瘡、雀斑、扁平疣和皮膚乾燥等具有良好的祛除作用。

●豬蹄湯

材料：豬蹄2隻，精鹽、味精、蔥、生薑、料酒、胡椒粉、麻油各適量。

製作方法：

①豬蹄洗淨，去淨毛，開水汆去血污和腥臊，再用清水洗淨。刀子劃開露出骨頭，備用。

②蔥洗淨切段，生薑洗淨切片，備用。

③加清水適量，放入豬蹄、蔥段、薑片和料酒，旺火煮沸，改用小火慢燉，豬蹄軟爛後加入食

鹽，稍微煮一會兒，入味精和麻油調味即可。

用法用量：隨量食用。

養顏小提示：豬蹄中富含大量的膠原蛋白，經常食用可以增加肌膚的彈性和光澤，抵抗衰老和皺紋。

4、女性「性」福食譜

下面這幾款食譜，對於女性性冷感有很好的食養食療作用：

●杞黃燉白鴿

材料：中等大小的白鴿1隻，黃精和枸杞各50克，細鹽、料酒、味精各適量。

製作方法：

①白鴿去毛去內臟，洗淨入開水焯去血污。

②黃精和枸杞洗淨，和白鴿一起燉煮，旺火煮沸後撇去浮沫，用小火慢燉一個小時，加料酒、細鹽和味精調味。

用法用量：吃鴿肉喝湯，隨量食用。

性福小提示：能有效提高女性性能力，對於女性性冷感和肝腎不足都有明顯輔助療效。

●雞湯燉鴿蛋

材料：雞湯80毫升，鴿蛋12個，火腿60克，食用油、味精、料酒、香菜、蔥絲、生薑末、澱粉水各適量。

製作方法：

①鴿蛋煮熟剝去外殼，用醬油塗抹；食用油鍋內燒熱，將鴿蛋煎炸至金黃色時撈出。

②火腿切條，入沸水稍煮片刻待用。

③炒鍋放食用油適量，燒至八分熟時，放入蔥絲、生薑末、火腿絲、鴿蛋和料酒，稍微炒製。

④將雞湯倒進鍋裡面，熬至湯汁濃稠時，用澱粉水勾芡，放香菜末和味精調味。

用法用量：隨量食用。

性福小提示：能有效提高女性性能力，尤其對產婦滿月後的夫妻性生活有益。鴿子蛋中富含多種維生素、脂肪和蛋白質，具有強健腎臟、補益氣血的功能，對於女性子宮淤血的清除和子宮復原，都有很好的輔助療效。

●清蒸白鴿

材料：中等大小的白鴿1隻，枸杞60克，料酒10毫升。

製作方法：

①枸杞溫水浸泡，洗淨瀝乾水分。
②白鴿去毛去內臟，洗淨，入開水氽去血污腥臊。
③鴿子肚子內放上枸杞，淋上料酒，加少量清水，用乾淨絲線將鴿子全身捆牢固。
④鴿子腹部朝上放入大碗中，不用加蓋隔水蒸一個半小時即可。

用法用量：吃鴿子肉和枸杞，喝湯，一天內吃完。

性福小提示：枸杞被《神家本草經》稱之為「上品」，具有很好的飲食藥療價值。枸杞富含維生素C、胡蘿蔔素、維生素B_1、酸漿紅色素、桂皮酸、煙酸、甜菜鹹、酚類物質、亞油酸、鐵、鈣等，具有補精養血、益氣潤膚的作用，能有效改善乾燥功能、促進細胞新生，滋潤光澤肌膚，是女性食用佳品。

鴿子肉具有調精補腎和益氣潤膚的作用。鴿子與枸杞搭配食用，不但是護膚養顏的佳品，更能改善女性性功能，提高性慾。最適合性慾較弱和有性冷感症狀的女性食用。

●耆參燒鯉魚

材料：一斤半左右的鯉魚一條，黨參和水發香菇各20克，生黃耆30克，油（菜油和花生油皆可）、豬油、精鹽、料酒、醬油、紅糖、

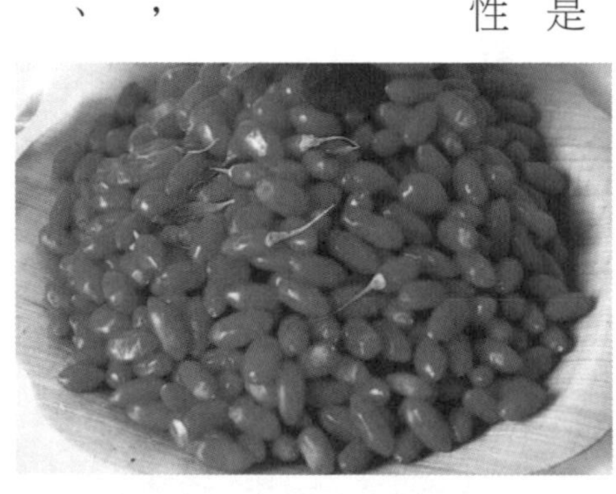

蔥、蒜、澱粉水、味精各適量。

製作方法：

①鯉魚去鱗去腮去內臟洗淨，保留魚卵，魚身上交叉切成十字花刀；黨參和黃耆洗淨待用；香菇洗淨。

②油放入炒鍋，燒至六分熱，放入鯉魚煎至金黃色，撈出瀝乾油，待用。

③將炸至半熟的鯉魚、生黃耆、黨參和豬油、紅糖放到砂鍋內，加適量清水，旺火煮沸後小火慢燉。魚肉熟後將黨參、黃耆撈出，放入香菇煮10分鐘。加味精、薑末，澱粉水勾芡，即成。

用法用量：隨量食用。

性福小提示：能有效提高女性性慾、養血護顏和健脾和胃的作用。

●薏仁排骨湯

材料：排骨2000克，薏仁仁150克，草果仁100克，冰糖150克，薑、蔥、香油、味精、料酒、滷汁各適量。

製作方法：

①草果仁和薏仁仁洗淨，炒鍋乾炒炒香，搗碎，加水煎汁兩次，兩次藥液混合4000毫升。

②豬排骨切塊，入沸水焯去血污腥臊，洗淨；用上述藥液浸半個小時，放生薑、蔥小火煮至七分熟，撇去浮沫晾涼待用。

③滷汁用小火煮煮沸，放入排骨，煮至熟透時取出排骨；將料酒、食鹽和冰糖放入滷汁中，小火熬成濃汁後，淋入香油，添加味精；將製好的滷汁塗抹在排骨上即可。

用法用量：隨量食用。

性福小提示：能有效提高女性性能力。具有滋養肝腎、美容養顏和補氣益血的保健作用。

●蟲草燉雞肉

材料：冬蟲夏草5根，雞肉350克，食鹽、味精、麻油適量。

製作方法：冬蟲夏草洗淨，雞肉洗淨，一起燉熟，食鹽、味精和麻油調味即可。

用法用量：吃肉喝湯，隨量食用。

性福小提示：能有效治療女性陰冷，提高女性性能力。

●五香羊肉

材料：羊肉、蒜、薑、豆豉、蔥、茴香、五香醬油各適量。

製作方法：羊肉去除肥油，洗淨煮熟後切片，用上述調料拌勻。

用法用量：隨量食用。

性福小提示：能有效提高女性性能力。

●豆腐燉鮮蝦

材料：鮮蝦20克，豆腐適量，蔥白、薑片、食鹽各少許。
製作方法：鮮蝦洗淨，豆腐切塊，加蔥白、薑片一起燉熟，入食鹽調味。
用法用量：隨量食用。
性福小提示：經常食用能有效提高女性性能力。

●韭菜炒肉蝦

材料：韭菜300克，蝦肉60克，麻油、味精、食鹽各適量。
製作方法：溫水適量將蝦肉泡軟，韭菜洗淨，擇去雜質洗淨切段，和蝦肉一起炒熟，加麻油、食鹽和味精調味即可。
用法用量：隨量食用。
性福小提示：經常食用能有效治療女性性冷感，提高女性性能力。

●枸杞羊腎湯

材料：羊腎1個，加肉蓯蓉、枸杞各15克，蔥白、鹽、生薑各適量。

製作方法：羊腎去除筋膜洗淨；肉蓯蓉用白酒浸泡後切片；枸杞溫水浸泡，一起煮湯，加入蔥白、生薑和食鹽調味。

用法用量：隨量食用，吃肉喝湯。

性福小提示：滋陰補腎，有效提高女性性能力。

第四節 家庭常用營養湯

1、喝湯說湯，湯菜健康

常言道「飯前一口湯，開胃又健康」。喝湯對於飲食的搭配和胃口的舒展有很好的補益作用。同時，湯也是飯桌菜餚必不可少的組成部分，「無湯難成菜，無菜不用湯」，說明了湯在飯桌上的重要性。

湯分為很多種，從材質上分，有肉湯，禽蛋湯、水產湯、蔬菜湯、食用菌湯等；從口味上分，有酸辣湯、清淡湯、酸甜湯、香甜湯和海鮮湯等。

營養學家調查顯示，湯菜位居各類菜餚首位，十個人中就有九個人喜歡喝湯。湯菜除含有碳水化合物、脂類外，還含有蛋白質。這三種成分均可為人體提供所需要的能量，對於那些每日飲水量不足的人來說，喝湯可以補充人體必不可少的水分。另外，湯菜中的膳食纖維也很豐富。膳食纖維對增強人體腸胃消化功能很重要。所以說，喝湯還是防治便秘的好方法。還有，湯菜中維生素、礦物質以及微量元素的含量也十分豐富。

多種維生素在光和熱的作用下極易分解。像維生素這樣很脆弱的營養素很多，所以，製作營養價值的湯菜首先要選擇新鮮蔬菜。例如，青江菜採摘下來後，它的營養素就開始減少。如果保管和加工不善，24小時之後維生素C的含量就減少40%～90%。為了盡量減少這一損失，應不要在清洗時將蔬菜長時間地浸泡在水中，煮湯的過程也是越短越好。煮出的菜葉應該留在湯內，因為這種菜葉中含有大部分的微量元素、礦物質和維生素。

對於正在節食減肥的人，喝湯是最好的方法之一。研究證明：在餐前喝一碗湯可以改善飲食行為，會使人產生一種飽足感，而食用同等熱量的其他食物則不會有這種效果。

養生提示：不同湯類的養生保健效果

菠菜湯：適合各類人食用，能有效給人體提供鎂、鐵、鉀、鈣等營養元素和維生素C等，為人體補充豐富營養。

魚湯：燒傷、外傷和身體虛弱的人最適宜喝魚湯。魚湯中富含蛋白質、脂肪，對上述病人極為有益。魚湯中還有一種特殊的脂肪酸有抗炎作用，可以阻止呼吸道發炎，並能防止哮喘病的發作，對兒童哮喘病改善的效果更為明顯。

骨頭湯：老年人最適宜喝骨頭湯。肉骨頭湯是國際上公認的最佳保健品之一。因為人隨著年齡的增長，骨髓會開始老化，免疫力下降，而肉骨頭湯中含有相當高的骨膠原蛋白和鈣等成分，具有促進毛髮生長、延緩骨骼老化的功效。這種骨膠原特殊物質的多少是決定骨髓功能強弱的主要因素，骨髓能力強，就能很好地抵擋感冒病毒等因素的侵襲。

綠豆湯：綠豆湯具有清熱解毒、解渴防暑的功效，是盛夏季節湯中佳品。

米湯：米湯可治療幼兒腹瀉脫水。

雞湯：配放大蒜、辣椒的雞湯，對於傷風感冒有很好的輔助療效。雞湯特別是母雞湯中的特殊營養可加快咽喉部和氣管黏膜的血液循環。增強黏液分泌，即時清除呼吸道病毒，對感冒、支氣管炎等疾病有獨特的防治效果。

海帶湯：海帶湯中含有大量的碘。人體甲狀腺具有產熱效用，而碘有助於甲狀腺素的合成。適當多喝海帶湯，可促進人體的新陳代謝。

菌菇湯：食用菌等菌菇類食品入湯，不僅營養豐富，許多還含有抗癌防癌物質，可促進機體產生干擾素，增強免疫功能。如銀耳能有效地清補肺陰，滋液治癆咳。香菇不僅味美，還是缺鐵性貧血、幼兒佝僂病和高血脂病人的理想食品。另外，香菇還能增強人體對感冒、流感的免疫力，有效防止感冒發生，阻撓干擾病毒和癌細胞生長。平菇能降低血脂，可用於肝炎、腎炎、胃潰瘍的輔助治療。

2、香湯十八章，教你做好湯

掌握好做好湯的十八個章法秘訣，包你做出一鍋營養健康的香湯：

第一章，選料要新鮮。

動植物性材料是做湯的主要材料。在材料的選取上，新鮮是第一守則。魚類或者禽畜等肉製品，殺死一段時間後再烹製，營養效果更好。因為此時各種酶使其蛋白質、脂肪等分解為氨基酸，脂肪酸等人體易於吸收的物質，不但營養最豐富，味道也最好。

第二章，某些動物材料冷水下鍋。

富含蛋白質的動物材料，要堅持冷水下鍋的原則。如果水沸後下鍋，蛋白質因為驟受高溫而產生熱變性凝固，使其表面的細胞孔隙閉合，細胞的營養物質就不能充分地溶解到湯裡，湯汁也就缺乏濃郁鮮美的味道。所以，材料下鍋需用冷水。

第三章，中途不能添加冷水。

熬湯時冷水要一次性加足，若中途添加冷水，會使湯汁的溫度驟然下降，破壞了材料與水共熱的均衡狀態，使可溶性成分擴散的速度減慢；而且材料外部的蛋白質易產生凝固變性，細胞孔隙閉合，影響了營養物質溶出，使湯的鮮味減弱。

第四章，掌握火候是關鍵。

不同的湯對於火候的要求也有差別。一般大火燒開，去腥膻味；中小火燒透入味，以使蛋白質溶解為氨基酸，鮮味醇厚。如在製作白湯菜時，要先用旺火燒開後改為中火，防止火力過大而糊底，產生不良氣味。在製作高湯菜時，則應中火燒開，撇去浮沫，小火微開，保持湯汁清澈。

第五章，調味品投放要適度。

一是不要先放鹽。食鹽具有滲透作用，會使材料中水分排出，導致蛋白質凝固，鮮味不足。所以熬湯時不宜先放鹽。

二是調味品要適度。味精、香油、胡椒粉、薑、蔥、蒜等調味品用量不宜太多，以免影響湯的原味。

三是醬油不要放入太多，以免影響湯的鮮味，也容易使湯的顏色變暗發黑。

第六章，汆類湯菜選料要鮮嫩脆滑。

汆類湯菜要選取鮮嫩脆滑的材料。材料的加工上，片、絲要厚薄、粗細、大小一致，確保分熟均勻；火力要大，湯要開，口味要清淡。

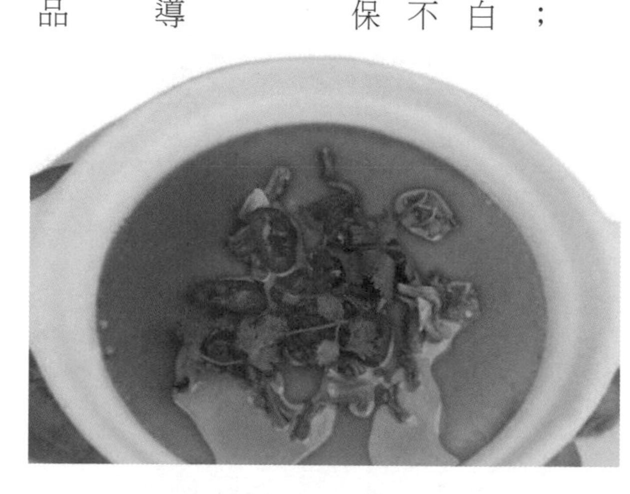

第七章，涮類湯菜的火力、加工和調味訣竅多。

涮類湯菜的材料多以動物性材料為主，如羊肉、牛肉、豬肉、魚、蝦等；材料加工後的片要薄而均勻；火力宜用中火，過大則糊底，湯乾；調味料要求去腥解膩，豐富多樣，如辣油、辣醬、腐乳、豆豉、蠔油、蝦油、醋、薑絲、蒜泥等。

第八章，燉類湯菜要選用質地較老，富含蛋白質的材料。

適合用於燉類湯菜材料的如雞、甲魚等，要經開水燙去血污、洗淨。再正式加熱分熟；調料，湯水用量要準，一次性放足。要先用旺火燒開，撇去浮沫後，再加蓋用小火燉至分熟。

第九章，蒸類湯菜應選用韌性強、不太易煮爛的材料。

適合蒸類湯菜的材料如海參、魚翅、雞鴨、銀耳等，蒸時水量要足，火力要適當，以免蒸汽衝力過猛導致材料起蜂窩孔，質老色變，圖案形態被破壞。

第十章，煮類湯菜宜選用新鮮、少腥膻、蛋白質豐富、老韌的材料。

材料要經開水燙熟或過油等步驟處理；加湯要一次性準確，並正確掌握火候，需要湯清則用小火，長時間加熱；需要湯濃則用旺火沸騰；一般以鹽、味精或少量糖調味，口味以鮮鹹為主。如煮干絲等。

第十一章，燜類湯菜材料要經油炸或焯水等熟處理，去異味、增香味。

大火燒開，撇去浮沫蓋上鍋蓋，用小火燜製，使湯內材料酥爛、味濃，不失其形。

第十二章，雞湯材料下鍋有區別。

新鮮的雞做湯，應在水燒沸後下鍋；用醃入味的雞做湯；可溫水下鍋；用冷凍的雞做湯，則應冷水下鍋。這樣才能使肉，湯鮮美可口。

第十三章，做魚湯時，將魚沸水下鍋，快起鍋時放入適量牛奶，可使魚肉白嫩，湯鮮無腥味。

第十四章，做骨頭湯時，先將浸泡骨肉的血水入鍋煮沸，撇去浮沫，湯汁鮮美味濃。

第十五章，骨肉湯不宜燉煮過久。

很多人認為骨頭湯煮越久，味道就越鮮美，營養就越豐富，其實不然。煮湯的溫度無論多高，骨骼內的鈣質也不會溶化分解，反而會對骨頭內的蛋白質造成破壞。正確的方法是，燉湯之前，先將洗淨的骨頭砸開，然後放入冷水，冷水一次性加足，並慢慢加溫，在水燒開後可適量加醋，醋能使骨頭裡的磷、鈣溶解到湯內。

第十六章，湯不慎煮鹹了，可以用乾淨小布袋裝上麵粉或白米，紮口，放入湯中煮一下，可以吸收掉一部分鹽分，湯的鹹度就會降低，味道也不會改變。若是往湯裡加水，會影響到湯的鮮味。

第十七章，煮湯宜用小火慢煮，讓鍋內湯水保持在小開或半開狀態，才能使材料中的營養成分充分釋放，熬出湯清味鮮的好湯。

第十八章，製鮮湯宜選陳年瓦罐。

陳年瓦罐煨煮鮮湯的效果最佳。瓦罐的散熱性緩慢、通氣性好、傳熱均勻，具有很好的吸附性，能夠有效地把外界熱度均勻持久地傳給瓦罐內的湯料。平衡穩定的溫度，對於水分子和食物的互相滲透很有益處。水分子和食品相互滲透的時間越長，食品內的鮮香成分就能更大限度地滲出，材料也會更加軟爛，湯的滋味也會更加鮮醇。

養生提示：喝湯的學問

第一，喝湯要掌握營養均衡，口味多變；酸甜鹹辣，常換常新

晨起喝肉湯最佳。肉湯中富含蛋白質和脂肪，在體內消化吸收可維持3～5個小時，能使人精力旺盛。

晚餐不宜喝湯太多，否則頻頻夜尿睡不安穩。

身體肥胖者，餐前先喝入進食量三分之一的蔬菜湯，既可滿足食慾，又有利減肥。

體形瘦弱者餐後多喝點高糖、高蛋白質的湯，則有利增強體質。

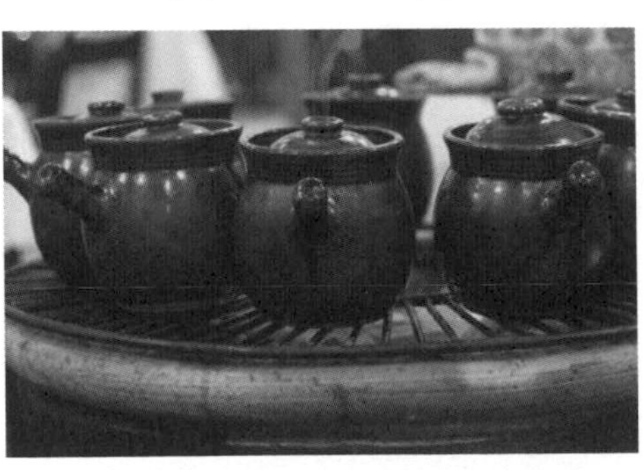

孕產哺乳期婦女、兒童和老人，應經常喝一些骨類湯，是補鈣的好方法。

第二，湯裡營養永遠只佔材質的一部分

很多人喝湯有一個錯誤認知，就是所有材料的營養都彙聚在湯裡面了，所以只喝湯，不吃肉的。營養專家提醒「飲湯一族」：湯菜無論燉煮時間多長，肉類等材質的營養，也不會完全溶解在湯內，湯裡營養永遠只佔材質的一部分，所以，喝湯之後還要吃肉。一些藥膳湯類，中藥藥材的味道比較怪異。常言道「良藥苦口」，正是這種口味怪異的中藥材，富含了大量的藥用價值和營養價值，所以要一起食用。

第三，火鍋湯沒有營養，喝而無益

火鍋湯經過長時間的反覆煮沸，產生了無益健康的有害物質；裡面的多種材料，比如羊肉、肥牛、海鮮、蔬菜和豆製品等，食物在沸水內長時間的互相煮沸，產生了對身體無益的化學物質。所以最好不要喝火鍋湯。

第四，湯菜泡飯影響消化

有許多人習慣用湯泡米飯一起食用，且認為這樣營養多。殊不知，湯泡米飯這種習慣一旦養成，

會使人自身的消化功能減退，甚至導致胃病。因為人體在消化食物時，需咀嚼較長時間，唾液分泌量也較多，這樣有利於潤滑和吞嚥食物；湯與飯混在一起吃，食物在口腔中沒有被嚼爛，就與湯一道進了胃裡，不僅使人「食不知味」，而且舌頭上的味蕾沒有得到充分刺激。胃產生的消化液不多，並且還被湯沖淡，吃下去的食物不能得到很好地消化吸收，時間長了會導致胃病。

第五，喝過燙的湯容易致癌

有些人喜歡喝燙湯，而且越燙越好，其實是不正確的。營養學提醒：不能喝滾燙的湯，50℃以下的湯更適宜飲用。湯液溫度超過60℃，就超過了人體口腔、食道、胃黏膜所承受的最高溫度，會導致黏膜被燙傷。人體黏膜儘管有燙後自行修復的功能，但是反覆燙傷，容易導致消化道黏膜細胞惡變，進而誘發食道癌。經調查，喜燙食者食道癌發病率高。

第六，飯後喝湯有損健康

常言道：「飯前一碗湯，開胃又健康」，說明了飯前喝湯的重要性。但是，有些人喜歡飯後喝湯，這是一個不好的習慣，有損於人體健康，常言道：「飯後喝湯，越喝越胖」。飯後喝湯會沖淡胃液，影響食物的消化吸收。飯前喝湯可以很好地潤滑食道和口腔，使得乾硬食品有很好的通過性，減少對消化道黏膜的刺激，並且發揮開胃和促進消化腺分泌的作用。

3、介紹幾款家庭常用的營養健康湯菜

●雞肝韭黃湯

材料：雞肝4個，腐竹150克，韭黃50克，高湯、薑絲、黃酒、澱粉水，醬油、鹽、雞粉、香油各適量。

製作方法：

①雞肝洗淨，去筋切成片，加入薑絲、黃酒、澱粉、醬油抓勻醃漬。

②腐竹洗淨用溫水泡後擠去水分切成寸段；韭黃摘去老根洗淨，切成寸段備用。

③沙鍋內倒入高湯，大火燒開後放入腐竹，大火煮開轉小火將腐竹煮熟後下入雞肝，用筷子快速打散至八分熟後，放入韭黃段，加入適量的鹽和雞粉，淋上香油即可。

用法用量：隨量食用。

營養小提示：營養豐富，口味鮮嫩，是家庭食養佳品。

●菠粉肉片湯

材料：菠菜150克，粉絲50克，瘦豬肉50克，雞蛋1個，高湯、澱粉水、黃酒、鹽、雞粉、香油和蔥各適量。

製作方法：

①將菠菜去根洗淨，焯水過涼，瀝乾後切成段；粉絲用溫水泡軟；雞蛋打入碗中剔除蛋黃；瘦

豬肉洗淨切片，放入蛋清碗中，加澱粉水、黃酒抓勻醃漬備用；蔥洗淨切絲。

②鍋內倒入高湯，大火燒開後放入粉絲、菠菜，豬肉片，用筷子迅速撥散，加入適量的鹽和雞粉，淋入香油，撒上蔥絲即可。

用法用量：隨量食用。

營養小提示：菠菜富含鐵質，具有很高的營養價值。此湯能為人體提供多種營養物質。

●薺菜豆腐湯

材料：薺菜100克，豆腐200克，食用油、蔥花、高湯、鹽、雞粉、澱粉水和香油各適量。

製作方法：

①薺菜摘去老根黃葉，洗淨瀝乾切成小段；豆腐洗淨，切成小丁，焯水過涼備用。

②鍋內倒油燒至六分熱，放入蔥花，煸炒片刻，倒入高湯大火燒開，放入豆腐、薺菜大火燒開滾片刻，加入適量的鹽和雞粉，用澱粉水勾薄芡，淋上香油即可。

用法用量：隨量食用。

營養小提示：薺菜含有多種氨基酸、葡萄糖、蔗糖，豆腐蛋白質含量高，有助於提高人體免疫力。

烹飪提醒：此湯味道甘鮮，營養豐富。早春時節的薺菜最好，如果自己去野外採摘，要選離公路遠的田地去採，這樣的薺菜沒有鉛污染。

●酸辣湯

材料：綠豆芽和豆腐各100克，胡蘿蔔50克，水發黑木耳30克，雞蛋1個、鹽、陳醋、醬油、胡椒粉、澱粉水、香油和高湯各適量。

製作方法：

①將綠豆芽去根洗淨瀝乾；豆腐切成條放入鹽水中焯水過涼；胡蘿蔔去皮洗淨切絲，黑木耳去蒂洗淨切成絲，雞蛋打入碗中攪拌均勻備用。

②倒入高湯，大火燒開後依次放入胡蘿蔔絲、綠豆芽、黑木耳絲、豆腐條，煮沸後淋入蛋液，加鹽、陳醋、醬油、胡椒粉，用澱粉水勾芡，淋上香油即可。

用法用量：隨量食用。

營養小提示：綠豆芽所含食物纖維，具有促進腸道蠕動的作用，幫助排除體內毒素。

●蓴菜蝦仁湯

材料：蓴菜和蝦仁各100克，雞蛋1個，香萊、高湯、澱粉水、料酒、鹽、雞粉和香油各適量。

製作方法：

①將蕁菜摘根洗淨焯水過涼瀝乾；蝦仁洗淨摘除沙腸，抓入雞蛋清、澱粉水、料酒拌勻；雞蛋磕入碗中取出少量蛋清給蝦仁掛糊用，其餘的蛋液攪拌均勻，攤成蛋皮，切絲；香菜摘根洗淨，切成半寸段，備用。

②鍋內倒入高湯，放入蕁菜、蛋皮絲，大火燒開後放入蝦仁，用筷子迅速打散，煮沸後加入適量的鹽和雞粉，用澱粉水勾薄芡，撒上香菜段，淋上香油即可。

用法用量： 隨量食用。

營養小提示： 蕁菜是春季時令野菜，營養價值很高，搭配雞蛋和蝦仁食用，是家庭常用的健康營養菜餚。

●銀耳蓮子湯

材料： 銀耳50克，蓮子100克，枸杞20粒，澱粉水和冰糖各適量。

製作方法：

①銀耳用溫水泡發，摘除根蒂洗淨撕開；蓮子用溫水泡軟，去除蓮心；枸杞洗淨用溫水泡軟，備用。

②沙鍋內放入清水，加入銀耳、蓮子，大火燒開後轉小火慢煨一小時後放入枸杞，繼續煨半小時，用澱粉水勾薄芡，關火，加入冰糖即可。

用法用量：隨量食用。

營養小提示：銀耳含有豐富的膠質、維生素、微量元素、多種氨基酸，能提高人體免疫力。

烹飪提醒：蓮子心苦味較重，用於甜食宜抽去蓮心，以免影響湯品的口感。

●白菇湯

材料：茭白筍200克，草菇100克，食用油、薑片、黃酒、高湯、蔥段、鹽和雞粉各適量。

製作方法：

①茭白筍去皮洗淨，切成斜圓片，焯水過涼；草菇洗淨切片備用。

②鍋內倒油燒至六分熱，放入薑片煸香，再放草菇片煸炒片刻，烹入黃酒，倒入高湯大火燒開，下入茭白筍片、蔥段和食鹽，煮沸後加雞粉即可。

用法用量：隨量食用。

營養小提示：茭白筍性寒味甘，能利尿祛水，清暑止渴，還能緩解酒毒，保護肝臟。草菇含有大量氨基酸，能有效提高人體免疫力，有預防癌症的作用。

烹飪提醒：用罐頭草菇時要用清水多浸泡一下，以清除殘留的防腐劑。

●綠豆海帶湯

材料：綠豆200克，海帶50克，蓮子30克，白糖適量。

製作方法：

①綠豆洗淨，在溫水中浸泡兩小時；海帶洗淨在溫水中浸泡40分鐘後切成小塊；蓮子在溫開水中浸泡1小時，去除中間的蓮子心。

②鍋內加入適量清水，將浸泡好的綠豆、海帶塊、蓮子一起用小火慢燉一小時，燉至綠豆及海帶軟爛，然後加入白糖調味即可。

用法用量：隨量食用。冰鎮後食用，效果更佳。

營養小提示：此湯清熱解毒，祛暑祛火。

●雞腳肉湯

材料：鮮雞腳10隻，精五花肉200克，玉竹、百合和芡實50克，黃酒、鹽、雞粉和高湯各適量。

製作方法：

①將雞腳洗淨，剝去黃衣，剁去趾骨，剁成兩段，焯水撈出；五花肉洗淨，放入滾水煮至八分熟撈出，晾涼之後切成半寸長條；玉竹、百合、芡實用溫水泡軟備用。

②沙鍋內放入適量高湯，大火燒開，放入雞腳、五花肉、玉竹、芡實、黃酒，煮沸後轉小火慢煲1小時，放入百合再煲30分鐘，加入鹽和雞粉即可。

用法用量：隨量食用。

營養小提示：此湯菜大補，是居家營養佳餚。

烹飪提醒：雞腳要洗淨，外層黃衣要剝淨，以去腥膻味道。雞腳最好選用瘦細的土雞腳，因為煲湯主要是選取雞腳的營養和濃味。

●菜骨湯

材料：腔骨300克，粉絲100克，油菜心300克，黃酒、醋、鹽、雞粉和高湯各適量。

製作方法：

①將腔骨洗淨砍成幾塊，焯水過涼；油菜心洗淨焯水過涼；粉絲、剪斷用溫水泡軟備用。

②鍋內倒適量高湯，放腔骨、黃酒、醋大火燒開，小火燜煮1小時，放粉絲煮5分鐘後，放入油菜心，加入適量的鹽和雞粉即可。

用法用量：隨量食用。

營養小提示：此湯具有開胃消食、健骨補鈣的功效。

烹飪提醒：骨頭裡含有大量鈣質，煮食時加適量的醋，可以促進鈣質分解到湯中。

●豆芽海帶湯

材料：黃豆芽200克，水發海帶200克，香菜、食用油、蔥段、薑片、黃酒、鹽、雞粉、胡椒粉和高湯各適量。

製作方法：

①將黃豆芽去根洗淨焯水過涼；海帶洗淨切絲焯水煮熟過涼瀝乾；香菜去根洗淨切成小段備用。

②鍋內倒油燒至六分熱，放入蔥段、薑片煸香，倒入高湯，大火燒開後放入黃豆芽、海帶絲，煮沸後加入適量的鹽、雞粉和胡椒粉即可。

用法用量：隨量食用。

營養小提示：黃豆芽含有植物蛋白和長纖維，除了能補充人體需要的蛋白質以外，還能提供大量的膳食纖維，經常食用可以幫助清理腸胃，促進大腸蠕動，有助於消化和體內毒素的排出。

●豬芋湯

材料：豬尾300克，芋頭200克，淮山20克，紅棗6顆，蔥段、薑片、黃酒、鹽、雞粉和高湯各適量。

製作方法：

①將豬尾拔除雜毛，刮淨油膩洗淨，剁成寸段，焯水過涼瀝乾；芋頭洗淨去皮，切成滾刀塊；淮山、紅棗洗淨備用。

②鍋內倒適量高湯，放豬尾、淮山、紅棗、蔥段、薑片、黃酒，大火燒開，改小火煲1小時，放芋頭，小火煲半小時，加入適量的鹽和雞粉即可。

用法用量：隨量食用。

營養小提示：此湯有滋補腎陰之功效，體虛腎虧者可多食用。既可助腎陽，亦適合皮膚粗糙者，對冬季經常出現的皮膚乾燥也有一定效果。

●榨菜肉絲湯

材料：豬瘦肉250克，榨菜200克，鹽2克，味精1克，蔥絲5克，香油少許。

製作方法：

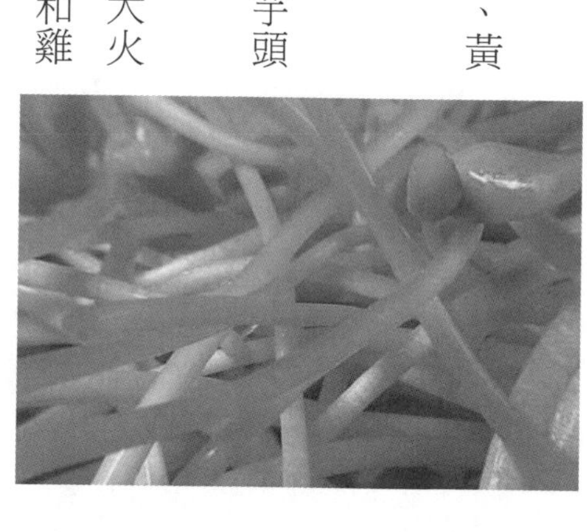

①豬瘦肉洗淨，切成絲。
②榨菜洗淨，切成絲。
③炒鍋上火，加入清水適量燒沸，放入肉絲，待肉絲變白色時，用漏勺撈出裝入湯碗，撇去湯中浮沫，放入榨菜絲、鹽、味精，蔥絲，稍煮後也裝入湯碗內，淋入香油即成。

用法用量：隨量食用。

營養小提示：此湯開胃爽口，對中暑、頭暈病症有一定的食療作用。

烹飪提醒：榨菜味鹹，所以要少放鹽。

●薏仁雞肉湯

材料：仔雞1隻（約250克），薏仁50克，鹽3、味精、料酒、胡椒粉、蔥、生薑各適量。

製作方法：

①雞淨毛去內臟剁雞爪，洗淨，入沸水鍋中焯淨血水，再用清水洗淨。
②薏仁清水浸泡淘洗乾淨，備用。
③蔥洗淨切段，生薑洗淨切片，備用。
④鍋中加入清水適量，放入雞、薏仁、薑片、蔥段、料酒，旺火煮沸後撇去浮沫，煮至七、八分熟後加入鹽，改用小火煮至雞肉熟爛。

⑤將薑片和蔥段挑去，放入味精和胡椒粉調味即可。

用法用量：隨量食用。

營養小提示：經常食用此湯，具有補益脾胃、防癌健身的功效。

烹飪提醒：雞肉要用開水焯淨血水和腥臊，再用清水洗淨，否則湯汁會有腥味。煮湯不宜放鹽過早。

●地膽肉湯

材料：地膽頭25克．豬瘦肉250克，精鹽、香油適量。

製作方法：

①地膽頭擇洗乾淨備用。

②豬瘦肉洗淨，切成小塊，用沸水焯一下。

③豬瘦肉放入砂鍋內，加入適量清水，用大火燒沸，用小火煮至肉爛，地膽頭煮片刻，加鹽調味，淋入香油即成。

用法用量：隨量食用。

營養小提示：此湯有清熱解毒、涼血利尿的功效，是夏季解暑的保健佳品。

烹飪提醒：地膽頭為菊科植物，用量不宜過大，否則影響湯味。

●菠菜豆腐湯

材料：菠菜葉30克，鮮雞血50克，豆腐50克，雞蛋清2個，高湯750克，澱粉水、食鹽、味精、蔥花、麻油各適量。

製作方法：

①澱粉水與雞血拌和均勻，然後攤成薄片，再切成條。

②豆腐切成長條，掛蛋清糊後，放在鍋上烙一下，使蛋清凝固在豆腐條上；將菠菜葉洗淨備用。

③鍋內放入高湯，上火燒沸，撇去浮沫，再放入菠菜葉，煮沸後放入雞血條，待湯滾開，放入豆腐條再次煮沸後，加鹽、味精、蔥花調味，起鍋後淋上香油即成。

用法用量：隨量食用。

營養小提示：此湯具有補血、補虛的功效，是家庭保健湯品。

烹飪提醒：雞血條、豆腐條切得不宜過細和過長，否則易斷；煮湯時火不要過大，小火微開即可。

●蓮魚湯

材料：蓮藕和章魚各250克。鹽、香油各適量。

製作方法：

①蓮藕洗淨，切成片。
②章魚加工整理，洗淨，切成小塊。
③先將蓮藕放入砂鍋內，加入適量清水，上火煮至八分熟，再放入章魚，煮至熟，加鹽調味，淋上香油即可。

用法用量：隨量食用。
營養小提示：此湯有清血熱、降肝火的功效，對高血壓有一定的食療作用。
烹飪提醒：蓮藕切成半圓片，易熟、易入味。此湯口味以清鮮為主。

●烏魚湯

材料：烏魚1條（約300克），冬瓜300克，雞湯1000克，鹽、胡椒粉、料酒、蔥段、薑片、植物油各適量。
製作方法：
①冬瓜去皮去瓤，洗淨，切成片。
②烏魚去鰓去內臟，切成數段，洗淨備用。
③鍋上火，加適量油燒熱，將烏魚段放入稍煎，再放入冬瓜片略炒，然後加入雞湯、蔥段、薑片、料酒，燒沸後加入鹽，煮至魚肉熟爛，撈去蔥、薑不用，加胡椒粉調味即可。

用法用量：隨量食用。

營養小提示：此湯有補脾的功效，對夏季乏力頭暈、精神欠佳等有改善作用。

烹飪提醒：煎魚時要用熱鍋冷油，以防八鍋；煮湯時火不宜過大，小火即可。

●菠菜馬鈴薯湯

材料：嫩菠菜500克，馬鈴薯250克，高湯1000克，牛奶500克，鹽、胡椒粉、蔥白、奶油、香菜各適量。

製作方法：

①菠菜放沸水鍋內燙熟撈出，瀝去水分，剁成泥。

②蔥白切成小方丁；將馬鈴薯削皮洗淨，切成5毫米見方的丁；將高湯和牛奶分別燒沸備用。

③鍋內放入奶油燒熱，加入蔥白丁和香菜。小火燜2分鐘，再加入鹽、胡椒粉調勻，倒入菠菜泥和雞湯、牛奶，加入馬鈴薯丁煮熟，撈出香菜即可。

用法用量：隨量食用。

營養小提示：此湯具有養陰潤肺、潤腸通便的保健作用。

烹調提醒：燙煮菠菜要熟透，剁時要細爛；煮湯宜用小火。

第五節 養生藥酒和藥茶

1、藥酒小酒壺，健康大乾坤

第一，什麼是藥酒

具有治療滋補性的中藥，和日常飲用的白酒、米酒或者黃酒一同浸泡、煎汁或者共同釀製的口服酒劑，稱之為藥酒。日常飲用的酒，具有疏通血脈、溫暖腸胃、抵禦風寒和有助藥性的營養保健作用。所以，酒和藥搭配使用，既可以預防疾病，又可以對於一些病症有輔助療效；健康人適當飲用，還能發揮強身健體、滋補虛弱和抵抗衰老的作用。

浸泡出來的藥酒熱性和寒性也各有區別，白酒比如老白乾、二鍋頭，品性熱；黃酒比如紹興、花雕，品性溫。

做為民間比較常見的養生進補方法，喝藥酒既沒有中藥那種過多的苦，也沒有打針輸液的痛，備受人們喜愛。

藥酒的選取，要堅持四個原則：

一是要針對自己的身體狀況；二是要瞭解自己所患的病情；三是要知道所服藥酒的藥性和種類；

四是要充分瞭解藥酒的基礎知識和使用方法。總而言之，藥酒的選擇要因人而異，不可見酒就喝，人用亦用，沒有哪一種藥酒能包治百病。如果對藥酒的性質和自身體質不清楚，可以諮詢專業藥師。

第二，浸泡藥酒注意事項

（1）要有醫師指導

泡藥酒用的中藥藥材也各有不同，分為寒性、熱性，有的需要一兩味藥材，有的需要幾味、十幾味甚至幾十味不等。常見的泡酒藥材料有五加皮、桂皮、生薑、枸杞、屠蘇、何首烏、當歸、黃連、人參、茯苓等。如此繁複的藥材搭配，沒有專業的知識，是很難將各種中藥的品性科學合理搭配的。所以浸泡藥酒，要有專業資質的醫師進行指導。

（2）「動物酒」不要亂泡製

有些人認為，某些野生動物骨頭泡製的藥酒，藥效會更好。從保護動物的立場上而言，我們要盡量少用野生動物的骨頭來泡酒，因為野生動物的骨頭藥性，很多中草藥都可以替代，既簡單又方便，還廉價，更重要的是有著保護野生動物的作用。

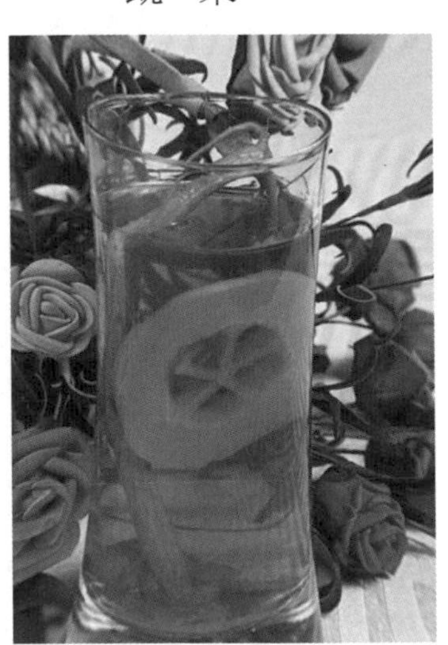

有些人甚至迷信用劇毒的蛇類所泡製的藥酒藥效更好，這樣做很危險。在對動物毒質不瞭解、在沒有相對的臨床應用之前，千萬不要私自使用有毒物質，比如毒蛇等泡製藥酒。

（3）酒精度數要和藥材性質匹配

有人認為酒精度數越高，泡出來的藥酒藥效也就越高，其實這種看法是錯誤的。浸泡藥酒所用的黃酒，度數本身就不太高；即便是白酒，所用的度數，也要和所泡的中藥材品性匹配。

各種中藥材的品性相差很大，有些中藥材的藥性溶於水，有些則易溶於酒精。如果所用的度數過高，有些溶於水的藥材藥性就無法發揮；反之如果用的酒精度數過低，一些溶於酒精的藥材藥性也就無法有效發揮。所以泡酒的酒精度數，要和所用藥材藥性相匹配，以達到最佳效果。這需要在專業的藥劑師指導下進行操作。

一般而言，浸泡藥酒以50～60％酒精濃度的米酒及優質燒酒較為合適。不善飲酒的人，用酒精濃度數比較低的米酒、黃酒和白酒製作藥酒，但是浸出時間要相對延長。

（4）泡藥酒不宜用塑膠瓶和金屬容器

泡製藥酒不宜使用塑膠瓶和金屬製品做為容器，避免金屬或者塑膠中的有害物質被酒中的乙醇溶解到藥酒中，有害人體健康。藥酒最好用玻璃容器泡製，所放置的地點，要避免被陽光直射。

（5）口味不要隨意添加

藥酒有一股中藥味，而某些中藥味的口感苦澀或者異味，並不可口，這就需要添加冰糖或者蜂蜜來調治口味，以達到「良藥不再苦口」的養生保健效果。蜂蜜屬於溫性食品，冰糖則屬於寒性食品，加入藥酒，一則能改善藥酒口感，二則能減少藥酒對於腸胃等器官的刺激。具體添加哪種調味劑，要根據藥酒的藥性、自身的體質，聽從醫師建議，不可隨意添加。

（6）中藥藥材要進行合理加工

浸泡藥酒的中藥材，要進行泡前的合理加工，比如搗碎或者切片。堅硬的根莖或者皮，切成三毫米厚的片最適宜；草類的根莖，切成三公分長的段最適宜。種子類的藥材，碾碎最適宜泡酒。經過上述製作，藥品的藥性才能更好的揮發出來。

醫生處方和從正規藥店抓取的中藥藥材，大多已經經過了泡製加工，不需要再進行特殊處理。

第三，家庭藥酒DIY

自己動手配製家庭藥酒，經濟實惠、使用方便，還可以根據自身的體質，優化藥物的選擇，進而更有針對性和保健效果。下面介紹幾款家庭藥酒DIY的常用方法，讓你也做一回藥酒製作師：

（1）釀酒法

將選取的中藥材加水煎煮，濾渣取汁（有些藥材比如楊梅、桑葚和梨子可以直接榨汁），取糯米適量蒸煮成米飯；將藥汁、米飯和酒麴拌勻，放在乾淨的容器內密封好，放在保溫處，避免陽光直射，大約四天到六天即可釀成。

（2）煎煮法

將用作泡酒的中藥藥材碾成碎末，入砂鍋，加水適量浸泡6小時，然後煮沸一兩個小時，濾渣取汁，再次煎煮取汁，兩次藥液合併，靜放八小時，液汁澄清，取清液砂鍋加熱，湯汁濃稠成藥膏（以五公斤藥材煎成兩公斤的藥膏為宜）後冷卻，放入等量的酒攪勻，放入罈子內密封七天即可。

（3）冷浸法

將用作泡酒的中藥藥材切成片或碾成粗粉，放在帶蓋的陶器或者玻璃瓶中，按照處方上的酒量（處方上沒有明確酒量的，按照藥酒一比五或者一比十的比例調製）密封放置，每天搖動一兩次。密封浸泡七天後，每星期搖動震盪一次。一個月後，藥性基本上已融入到酒液中了，酒色變得濃郁，即可濾渣取汁，裝入瓶中慢慢飲用。如果想添加白糖調味，可用等量的白糖白酒混合加熱溶解，過濾後放入藥液中，再過濾即可成為飲用的料酒。

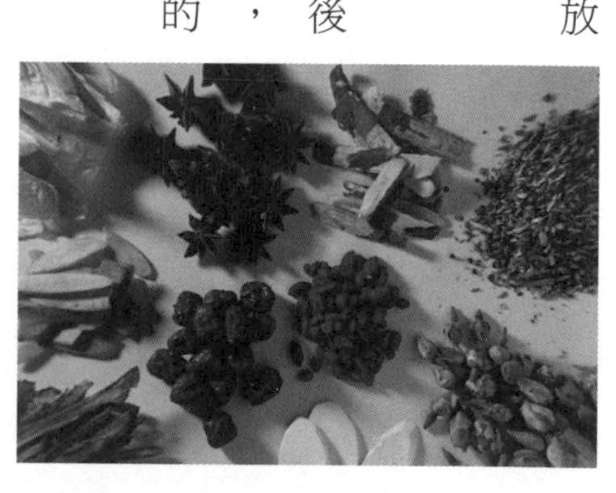

（4）熱浸法

中藥藥材和白酒一起煮一段時間，然後再冷卻貯存。這樣可以加快藥品的滲出速度，藥酒的藥效功能更加明顯。煮酒的時候要注意防火安全。也可以採取隔水燉的方法，將中藥材料和酒一起裝在容器中蓋好蓋子，鍋內加水，將盛有中藥藥材和酒的容器放入鍋內旺火煮沸蒸煮，藥面冒出泡沫時即可離火趁熱裝入容器密封，靜放半個月，去清液，壓出藥渣中剩下的酒，合併靜置澄清，過濾即可。

冷浸法是家庭藥酒DIY的常用方法。

第四，飲用藥酒的宜與忌

（1）患有下列疾病的人不宜飲用藥酒：

支氣管炎、高血壓、中風、消化系潰瘍、肝/腎系統疾病、心臟功能不全、糖尿病等患者、肺結核、流行性腦脊髓膜炎、發燒性疾病、出血性疾病。

上述症狀的人要忌飲藥酒，否則有害無益，容易加重病情。皮膚病患者或者對酒精敏感的人，要慎用藥酒。

（2）青壯年人新陳代謝能力旺盛，可以相對多喝一點藥酒，以祛病強身；平時經常飲酒的人，也可以服用比常人稍多一點的藥酒量。平時沒有飲酒習慣的人在飲用藥酒之前，從小量開始，逐漸增加到適宜服用的量，需要有一個適應過程。

兒童生長發育尚未分熟，心臟等臟器功能尚未發育齊全，一般情況下不宜飲藥酒。

女性妊娠期、哺育期不宜飲用藥酒。女性正常的月經期間，不宜飲用具有活血功效的藥酒。

（3）藥酒雖好但不要過量。過量飲用藥酒，酒中的酒精對人體的危害，遠遠大於中藥對人體的補益。所以要適可而止，特殊情況的體質人群，飲用藥酒前要遵從醫生建議。

2、介紹幾款家庭藥酒

●補氣補血酒

材料：龍眼肉60克，當歸身20克，人參33克，黃耆25克，熟地45克，川芎15克。

酒質酒量：酒精濃度50％的米酒1500毫升或2000毫升。

浸泡時間：浸泡1個月。

用法用量：每次服10～20毫升，早晚各一次。不善於飲酒的人，可以將藥酒混入湯液中飲用，或者用此藥酒燉雞，吃肉喝湯，同樣有補養效果。

養生小提示：此藥酒對於臉色蒼白無華、氣血虛弱、身疲體乏、女性月經稀少色淡、月經來遲等都有補養保健效果。

飲用禁忌：肝病患者和有感冒發燒、潰瘍、呼吸道疾病等症狀的人忌服。

●壯腰補腎酒

材料：巴戟60克，肉蓯蓉45克，川杜仲33克，人參25克，鹿茸片18克，蛤蚧1對，川續斷30克，骨碎補15克，冰糖75克。

酒質酒量：酒精濃度50％的米酒1公斤。

浸泡時間：浸泡1個月。

用法用量：每次服10～20毫升，早晚各一次。

養生小提示：

①此藥酒具有補腎壯陽的作用，對於男子陽痿不舉、腰膝痠軟；女性性冷感、腰痠無力都有很好的輔助療效。

②具有改善血壓作用，適合低血壓患者飲用。

飲用禁忌：高血壓、肝病、感冒發燒、潰瘍、呼吸道疾病等症狀的人忌服。

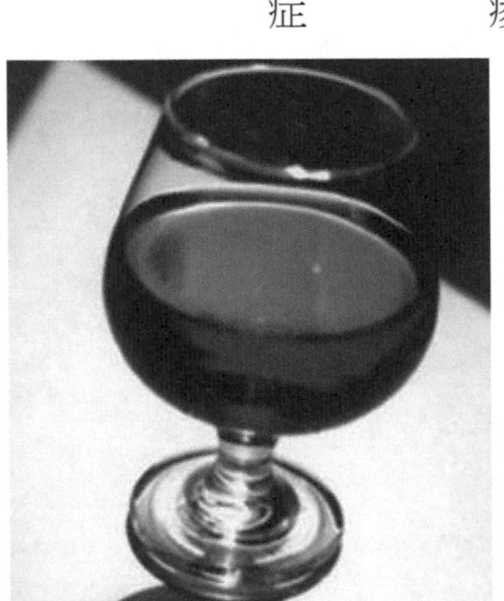

●活血化瘀酒

材料：三七85克（打碎或切片），當歸25克，川續斷33克，蘇木28克，川芎30克，紅花18克，延胡索35克，香附15克，冰糖70克。

酒質酒量：酒精濃度50％的米酒1公斤。

浸泡時間：浸泡1個月。

用法用量：每次服10～15毫升，早晚服用一次；取藥酒適量擦在損傷患處也可。

養生小提示：此藥酒具有活血化瘀和止痛的作用，適合跌打損傷舊患、筋骨肌肉疼痛者飲用。

飲用禁忌：高血壓、肝病、感冒發燒、潰瘍、呼吸道疾病等症狀的人忌服。

●祛風活絡酒

材料：白花蛇90克，川芎32克，川木瓜20克，薑活、獨活各25克，千年健40克，制川烏18克，秦艽28克，川牛膝45克，半楓荷50克，冰糖100克。

酒質酒量：酒精濃度50％的米酒1.5公斤。

浸泡時間：浸泡1個月。

用法用量：每日飲用2～3次，每次5～10毫升。取適量擦於患處也可。

養生小提示：具有活血止痛和祛風活絡的作用，經常飲用對於慢性風濕、筋骨疼痛症狀有明顯的輔助療效，更適合疼痛多發生於寒冷潮濕天氣的患者飲用。

飲用禁忌：此藥酒不可多飲。高血壓、肝病、感冒發燒、潰瘍、呼吸道疾病等症狀的人忌服。

●養身酒

材料：枸杞90克，黃精65克，黃耆32克，當歸身28克，冬蟲夏草38克，龍眼肉60克，人參25克。

酒質酒量：酒精濃度50%的米酒1.5公斤。

浸泡時間：浸泡1個月。

用法用量：每次服用不超過30分鐘，每天早晚各服用一次，老年人每次服用10～15毫升為宜。

養生小提示：常服此藥酒，具有健身養顏、補氣益血和延年益壽的作用。

●外用跌打酒

材料：生川烏和生草烏各10克，兩面針15克，樟腦20克，大黃18克，冰片17克，細辛12克，蘇木32克。

酒質酒量：濃度為60%的酒精1.5公斤。

浸泡時間：浸泡1個月。

用法用量：每天3～5次，擦在患處。皮膚破損處忌搽。

養生小提示：具有活血散瘀和舒筋止痛的作用，適合跌打碰撞的外用治療。

飲用禁忌：禁止內服。

●養神酒

材料：大熟地45克，甘枸杞、白茯苓、淮山、蓮子肉、當歸身各30克，酸棗仁、續斷、薏仁、麥冬各15克，丁香3克，大茴香、木香各7.5克，桂圓肉125克。

酒質酒量：白酒5000克。

製作方法：

①山藥、薏仁、蓮子肉和桂圓肉研碎成末；酸棗仁打碎；其餘中藥藥材切片。

②中藥藥材一起放入罈中，入白酒浸泡，加蓋密封。

③鍋內放水，將罈子入鍋隔水加熱。

④將罈子放置在沒有陽光直射的地方靜置數日，濾渣取汁即可飲用。

用法用量：每天早晚各一次，每次飲用15～20毫升。

養生小提示：具有補益心脾的作用。對於精血不足導致的神智不安、心悸失眠等症都有良好輔助療效，同時適用於心脾兩虛和氣虛血弱體質的人。

●靈芝人參果杞酒

材料：靈芝50克，人參（西洋參、種參、生曬參均可）30克，枸杞50克，冰糖100克。

酒質酒量：酒精濃度50％的白酒500毫升。

製作方法：

①枸杞溫水浸泡洗淨；靈芝和人參洗淨切成薄片。

②枸杞、靈芝片和人參片一起放入舊罐中，入冰糖、白酒密封罐口，浸泡半個月即可。

用法用量：每天服用兩次，每次10毫升。

養生小提示：長期飲用具有益氣補腎、抗衰健體的功效，對於失眠健忘、頭暈眼花、鬚髮早白、腰痠耳鳴和氣短乏力等腎氣不足症狀都有良好的輔助療效。

●山楂酒

材料：鮮山楂50克，葡萄酒500毫升。

製作方法：鮮山楂清水洗淨，瀝乾水分拍碎，用葡萄酒密封浸泡七天，期間每天搖動，幫助藥液滲出。

用法用量：每天早晚一次，每次50毫升。

養生小提示：具有補腎益氣、強身健體、延緩衰老的作用。

製作提醒：在山楂的選取上，要挑選那些果肉厚實、個兒大皮紅和味道酸甜者。山楂汁50毫升和葡萄酒30毫升混合飲用，具有同樣的保健效果。

●黃精酒

材料：黃精20克，酒精濃度50％的白酒500毫升。

製作方法：黃精清洗乾淨，切碎，放入酒瓶中，加入清水適量浸泡透徹，將清水倒出來，放入白酒，密封浸泡，期間每天搖動數次，五天到七天即可飲用。

用法用量：每天早晚各一次，每次50毫升。

養生小提示：具有降低血脂和補益肺腎的作用，對於肺虛虛弱、腰痠腿痛等症狀都有輔助療效。

●靈芝補酒

材料：靈芝（碾碎）15克，人參（切片）10克，蟲草5克。

酒質酒量：酒精濃度50％的白酒500毫升。

浸泡時間：浸泡十五天。

用法用量：每天早晚各一次，每次服用15～30毫升。

養生小提示：具有扶正固本的作用，對於心氣虧虛、心陰不足體質者有很好的補養保健作用，適合心悸、失眠、多夢、肢軟乏力、慢性支氣管炎等患者飲用。

●潤膚紅顏酒

材料：酒精濃度50％的白酒1500克，核桃仁、紅棗各60克，杏仁20克，酥油、當歸、蜂蜜各30克。

製作方法：將蜂蜜和酥油融化，核桃仁、紅棗和杏仁搗碎。一起放入酒中攪勻，入罐密封浸泡十五天即可。

用法用量：每天早晚各服用一次，每次服用15～30毫升。

養生小提示：具有補精益血、滋補肝腎和潤澤肌膚的作用，長期飲用可以滋潤肌膚，使臉色紅潤富有彈性。

3、藥茶保健喝出健康

將中藥藥材切斷或者切碎研末，用沸水沖泡或者煎煮取汁，代茶飲用，稱之為藥茶。藥茶具有祛病健身和養生保健的作用。藥茶有如下特點：

（1）藥茶製作簡單。從臨床應用來看，藥茶容易被人體吸收，作用迅速。隨時沖泡隨時飲用，簡單易操作。

（2）中藥藥材被切絲或者切段，和水接觸的表面面積增大，其藥療成分能很好的被水溶解溶出。所以，茶汁藥效顯著。

（3）可以將藥材重複浸泡反覆應用，並且療效持久。

（4）一些慢性病患者長期飲用，能達到煎藥湯劑所不能發揮的療效。

（5）一些不宜久煎的中藥藥材，比如桑葉，番瀉葉比較適合用藥茶的形式服用。

（6）一些中藥藥材比如阿膠、鹿角膠等，不宜高溫，否則容易致使藥效流失；一些具有揮發性的藥物，比如金銀花和菊花等。這些藥物用茶飲的方式比湯劑更為適宜。

養生提示：飲用藥茶注意事項

（1）飲用藥茶要根據自身體質情況和所患病情決定，藥量要適中，太少發揮不出藥療作用，超量可能造成副作用。

（2）現製現喝，不要服用隔夜茶，也不要服用放置過久的藥茶。

（2）發汗解表類的藥茶，要掌握好出汗的程度，微微出汗即可，不宜大汗淋漓，以免造成身體虛脫。這類藥茶最好溫熱服用，隨時可飲，病好即可停止服用。

補益作用的藥茶，飯前服用最適宜，這樣有利於人體對藥效的充分吸收。

對腸道有刺激性的藥茶，飯後服用為宜，這樣可以減輕藥茶對於腸胃的刺激。

具有安神效用的藥茶，晚間睡覺之前服用為宜，可以更好的發揮安神藥效。

治療咽喉類疾病的清咽茶，沖泡後需要小口慢用，讓藥茶仔細濕潤咽喉部位後再緩緩飲服，以減少對咽喉的刺激。

對治療泌尿系統感染作用的藥茶，需要長時間多次頻繁飲用。這樣可以有效保持尿道中的藥物濃度，同時還可以稀釋尿液，對尿道有著清潔作用，有利於濕濁廢物的即時迅速排出。

4、家庭藥茶DIY

某些藥茶冰鎮冷飲，具有清涼解暑的作用，本書第一章第二節中有夏季消暑涼茶，可以參閱。下面介紹幾款家庭常用保健養生藥茶。

● 決明子茶

材料：決明子5克，綠茶10克。

製作方法：沸水沖泡。

用法用量：隨量飲用。

養生小提示：有些人飲食多油膩，工作壓力大，缺乏必要的運動，導致

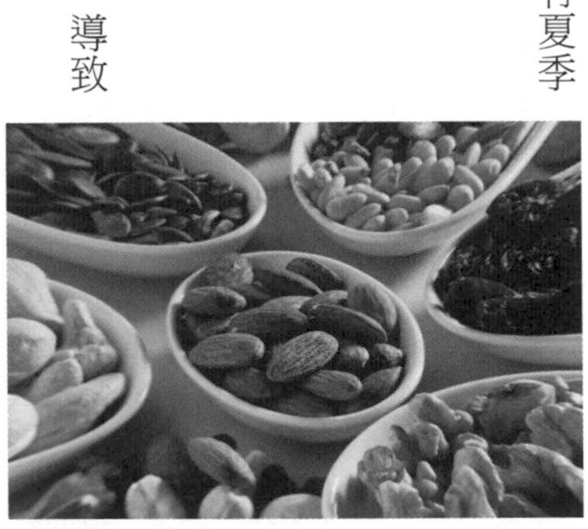

肥胖，並且伴隨口乾口臭口苦、小便偏黃等症狀，容易有飢餓感，情緒易煩躁。中藥認為，要改善這種狀況，除了利尿消脂外，關鍵是清熱。此款藥茶具有清熱利尿、消脂減肥和抗癌的作用，長期飲用效果明顯。

飲用禁忌：寒涼體質者、胃痛、腸胃不好容易拉肚子者不適合飲用此藥茶。

●普洱茶

材料：普洱茶葉適量，乾菊花5朵。

製作方法：熱水沖泡。

用法用量：隨量飲用。

養生小提示：消化不良或者應酬過多導致胃內積食過多難以消化，不但影響腸胃功能，而且致使多餘的醣分和脂肪得不到應有的消耗，導致肥胖。常喝此款藥茶，具有幫助消化和消除油脂的作用。

●荷葉茶

材料：荷葉3克、炒決明子6克、玫瑰花3朵。

製作方法：用開水沖泡。

用法用量：隨量飲用。
養生小提示：此藥茶對於便秘有很好的輔助療效，具有清暑利濕、治療水氣浮腫和生髮清腸的作用。

●陳皮茶

材料：陳皮和玫瑰花各適量。
製作方法：開水沖泡。
用法用量：隨量飲用。
養生小提示：具有助消化、理氣和祛痰的作用，適用於胸悶氣憋、腹部發脹、情緒不穩定等。對於女性月經失調等都具有良好的輔助療效。

●紫蘇葉茶

材料：紫蘇葉16克，紅糖適量。
製作方法：將紫蘇葉曬乾，研碎成粗末，用沸水沖泡，加入紅糖調勻溶解。
用法用量：代茶頻飲。
養生小提示：具有發散風寒的作用，適用於風寒感冒所致的胃寒、鼻塞、流鼻涕、全身肢節痠痛等症。

●五神茶

材料：荊芥、蘇葉、生薑各10克，紅糖30克，茶葉6克。

製作方法：將上述材料洗淨，文火煎煮15分鐘到20分鐘，加入紅糖攪勻融化即可。

用法用量：每天兩次，隨量服用。

養生小提示：此藥茶具有祛風止痛和發散風寒的作用，適合風寒感冒者飲用，效果明顯。

●人參白朮茶

材料：人參6克，白朮、茯苓各9克，炙甘草3克。

製作方法：上述材料研為粗末，放入杯中，用開水沖泡，蓋上蓋子泡15分鐘到20分鐘。

用法用量：隨時隨量頻繁飲用，每天服用一劑。

養生小提示：具有益氣強身、增進食慾、幫助消化和健脾養胃的保健效果。適合年老體弱和大病初癒的人飲用，對於全身倦怠乏力、臉色蒼白、脾胃氣虛、消化力弱、飲食減少、腹脹腸鳴、大便有時溏薄、慢性衰弱、不思飲食、身體消瘦、語聲低微、四肢無力等症狀都有明顯的輔助療效。

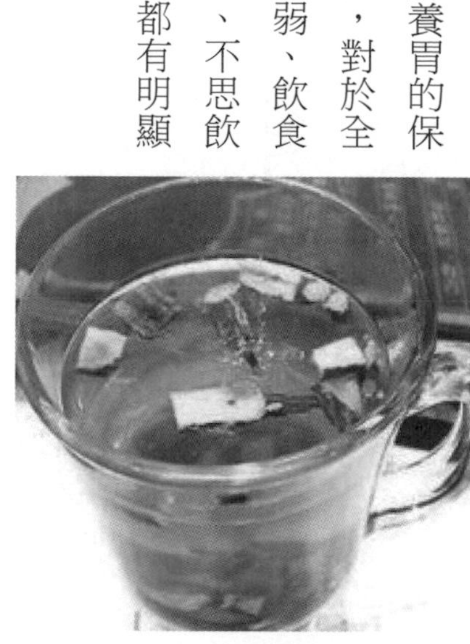

飲用禁忌：舌苔厚膩、舌紅津傷而口乾煩渴、濕困中焦而脘悶者不宜飲用。

●二椒茶

材料：辣椒500克，茶葉10克，胡椒、食鹽各適量。

製作方法：將辣椒用溫水浸泡洗淨，和胡椒、茶葉以及食鹽調和均勻放入瓶中，密封存放半月左右。

用法用量：需要飲用時取適量，用沸水沖泡，隨量隨時熱飲。

養生小提示：此藥茶具有開胃消食、驅寒解表的作用。對於食慾減退、傷風頭痛、頭暈等症具有良好的輔助療效。需要的時候飲上一杯，可增加食慾，令你胃口大開。

飲用禁忌：患有氣管炎、腎病、肝膽病、胃及十二指腸潰瘍等症狀的患者忌用。

●蔥頭薑片茶

材料：蔥頭10克，生薑3克，紅糖適量。

製作方法：將生薑和蔥頭洗淨，生薑切絲，蔥頭切片，和紅糖一起放入砂鍋，清水適量煎煮十分鐘。濾渣取汁。

用法用量：取汁趁熱隨量飲用。喝後蓋被子悶一下，微微出汗即可。

養生小提示：對於風寒感冒引起的胃寒頭痛、鼻塞流清涕等症有較好的輔助療效。

●桑菊香豉茶

材料：桑葉、菊花、香豉、梨皮各6克。

製作方法：上述材料一起加清水適量，煎汁濾渣。

用法用量：隨量食用，代茶飲。

養生小提示：具有潤肺止咳和清熱解表的療效，對於發燒惡寒、頭痛少汗、口渴、咳嗽少痰、舌紅苔白、咽乾鼻燥等症具有明顯的輔助療效。

●桑菊竹葉茶

材料：桑葉、菊花各5克，苦竹葉、白茅根各30克，薄荷3克，白糖20克。

製作方法：將上述材料一起放入杯中，沸水沖泡，蓋蓋子燜十分鐘；或者加清水適量，煎汁五分鐘。

用法用量：隨量頻頻飲之。

養生小提示：具有解表發汗、清熱散風的作用，對於惡寒發燒、舌苔薄白、頭痛身痛、鼻塞流涕等症都有明顯的輔助療效。

●桑菊茶

材料：桑葉、杭菊各5克，薄荷3克，絲瓜花10克，蜂密15克。

製作方法：桑葉、杭菊和絲瓜花溫水浸泡洗淨，將適量清水煎汁半小時，濾渣取汁，用汁液煎煮薄荷，放入蜂蜜攪勻即可。

用法用量：當茶隨量溫飲。

養生小提示：具有解表發汗、清熱散風的作用，對於惡寒發燒、發燒頭痛、咳嗽口渴、無汗或者少汗、舌邊尖紅等都具有輔助療效。

●三花茶

材料：金銀花15克，菊花10克，茉莉花3克。

製作方法：上述材料一起用溫水浸泡洗淨，放入茶杯中沸水沖泡，蓋蓋子泡15分鐘即可。

用法用量：代茶隨量飲用。

養生小提示：具有清熱清毒的作用。對於熱毒所導致的風熱感冒、咽喉腫痛和癰瘡等症狀都有明顯療效。沒有上述症狀的人也可飲用，對於火氣較盛者有著降火的作用。

●桑葉枇杷茶

材料：野菊花、桑葉、枇杷葉各10克。

製作方法：將上述材料溫水浸泡洗淨，一起撕碎研成粗末，用適量清水煎汁，濾渣取汁。

用法用量：代茶頻飲，連服3～5天。

養生小提示：清熱散風，解表、化痰。適用於流行性感冒、咳嗽、咳黃痰等症。

飲用禁忌：具有清熱散風、解表發汗、化痰止咳的作用，適用於流行性感冒所導致的咳黃痰、咳嗽等症。

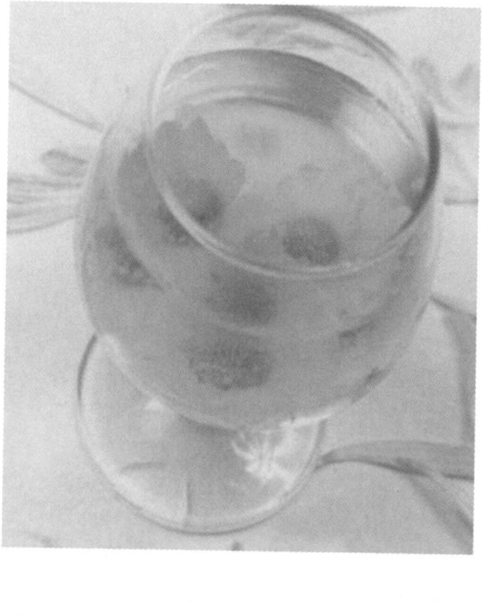

●清熱止嗽茶

材料：甘菊花、炙枇杷葉、霜桑葉各6克，廣皮、酒黃芩各3克，生地、焦枳殼各4.5克，鮮蘆根2支。

製作方法：將蘆根洗淨切碎，其他材料洗淨研末，適量清水煎煮，濾渣取汁。

用法用量：溫熱飲用，每天服用一劑。

養生小提示：具有宣肺止咳和清熱解表的作用，對於外感風熱、噁心多痰、大便乾結、口渴咽乾和肺熱咳嗽等症都有良好的治療效果。

●薑糖茶

材料：生薑和紅糖各適量。

製作方法：生薑洗淨切片，用開水沖泡。

用法用量：每天一兩次，隨時溫熱服用。

養生小提示：此藥茶具有發汗解表、溫中和胃的作用。對於因風寒感冒所引起的惡寒發燒、咳嗽疼痛、無汗嘔吐噁心、胃痛腹脹等症狀都有明顯的輔助療效。

●薑蘇茶

材料：生薑和蘇葉各3克。

製作方法：

①蘇葉溫水浸泡洗淨，撕碎；生薑洗淨，切成細絲。

②生薑和蘇葉一起放杯中，開水沖泡，蓋蓋子燜十分鐘左右，代茶飲用。

用法用量：每天上午、下午各一次，每天兩劑，溫服。

養生小提示：此藥茶簡單實用，是家庭防病保健常用茶，具有理氣和胃和疏風散寒的作用，對於風寒感冒所引起的頭痛發燒、噁心嘔吐、腹脹胃痛等都有療效。

●蘇羌茶

材料：紫蘇葉、羌活、茶葉各9克。

製作方法：將三味材料洗淨醃漬成粗末，沸水沖泡即可。

用法用量：每天服用一劑，隨時溫熱服用。

養生小提示：適用於風寒感冒引起的各種症狀，是家庭簡易有效的藥茶療法。

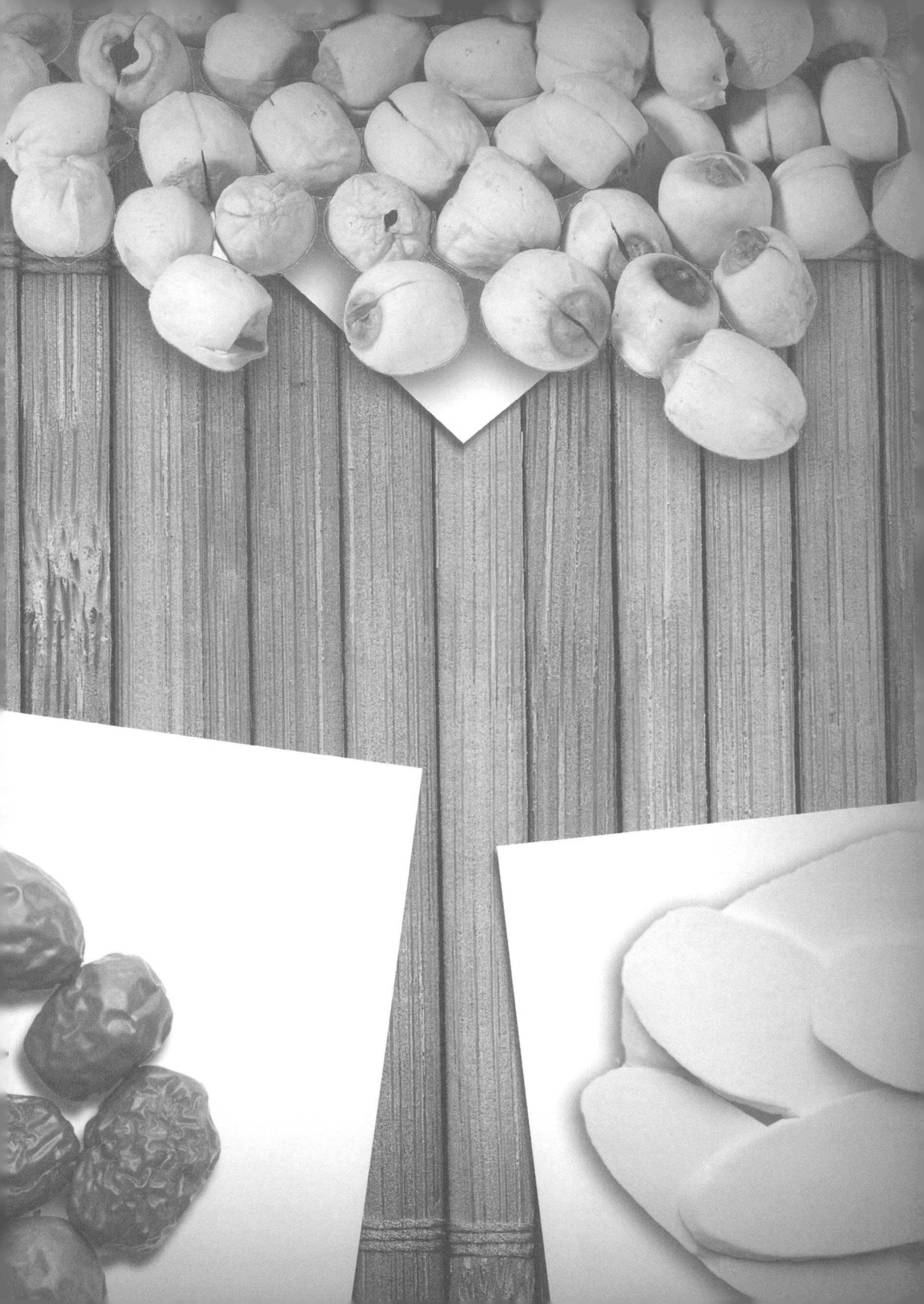

第三章

居家常用偏方妙方

本章所列舉的偏方，主要針對一些常見疾病，比較適合家庭常用，操作簡單，材料易尋，基本上來自於民間驗方。

第一節

高血壓偏方五則

（1）名稱：山楂粥

材料：山楂30～40克，粳米100克，砂糖10克。

製作方法：山楂洗淨切碎煎汁，濾渣取汁，放入粳米煮粥，入砂糖調勻。

用法用量：兩餐之間做點心食用，7～10天為一個療程。

功效與主治：具有健益脾胃、消除食積和散結淤血的作用，對於高血壓、高血脂症、心絞痛、冠心病以及食積停滯、腹痛、腹瀉、幼兒乳食不消等症狀都有明顯療效。

禁忌：不宜空腹食用。

● **桃仁粥**

材料：桃仁10～15克，粳米50～100克。

製作方法：粳米洗淨，桃仁搗爛煎汁去渣，核桃汁和粳米煮粥。

用法用量：每天服用一次，5～7天為一個療程。

功效與主治：具有活血通經和祛痰止痛的作用，對於心絞痛、冠

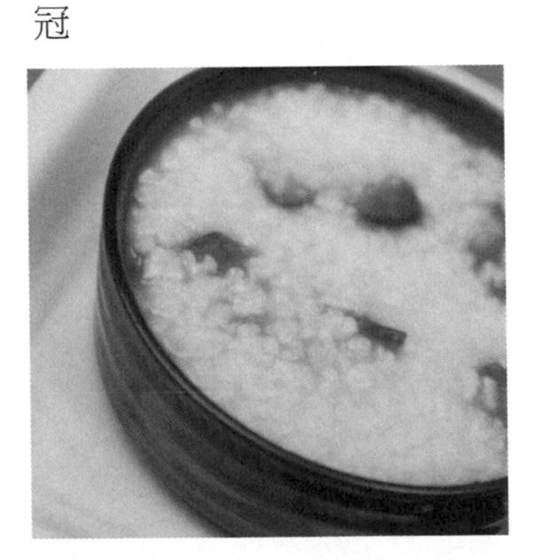

心病和高血壓等症都有療效。

禁忌：大便稀薄、孕期女性不宜服用，用量不宜過大。

●胡蘿蔔粥

材料：粳米和新鮮胡蘿蔔各適量。

製作方法：粳米洗淨，蘿蔔洗淨切碎，加清水適量一起煮粥，煮至米開粥稠即可。

用法用量：早、晚餐溫熱食。

功效與主治：具有降壓利尿、健脾和胃、下氣化滯和明目的作用，對於高血壓、夜盲症、消化不良、久痢、幼兒軟骨病、營養不良以及夜盲症等都有良好的輔助效果。

注意：此粥添加胡蘿蔔味道甜，容易變質，最好現煮現吃，不宜久放。

●奇異果粥

材料：西谷米100克，奇異果200克，白糖100克。

製作方法：

①奇異果洗淨切丁；西谷米清水浸泡半個小時，洗淨瀝乾。

②西谷米加清水適量旺火煮沸，放入奇異果和白糖，小火煮粥即可。

用法用量：隨量食用。

功效與主治：滋補強身，解熱止渴，適合高血壓、肝炎等病的中老年人。

●藕藏花生

材料：蓮藕1公斤，花生200～300克，白糖適量。

製作方法：

①藕節一段，切蓋，放入花生，蓋上蓋子用竹籤固定。

②裝滿花生的藕節放入鍋內冷水浸泡，中火燉煮兩個小時，蓮藕和花生酥軟，擠出水分，切成厚片。

用法用量：每天兩次，每次適量，用白糖蘸食。

功效與主治：補脾潤肺、止血化痰、高血壓、心血管疾病宜食。

第二節 高血脂偏方三則

●茵陳降脂湯

材料：茵陳30克，生山楂15克，生麥芽15克。

製作方法：山楂洗淨去核，連同茵陳、生麥芽加工成糖漿。

用法用量：口服，每天三次，每次30毫升，連續服用2000毫升。

功效與主治：高血脂症早期患者。

注意：剛開始服用會出現胃部不適、腹脹和噁心感，大約從第二週就能適應了。

●降脂延壽片

材料：丹參20克，首烏、葛根、寄生和黃精各10克，甘草6克。

製作方法：將上述材料製成糖衣浸膏片20粒。

用法用量：每天三次口服，每次一片。十天為一個療程，一共服用兩個

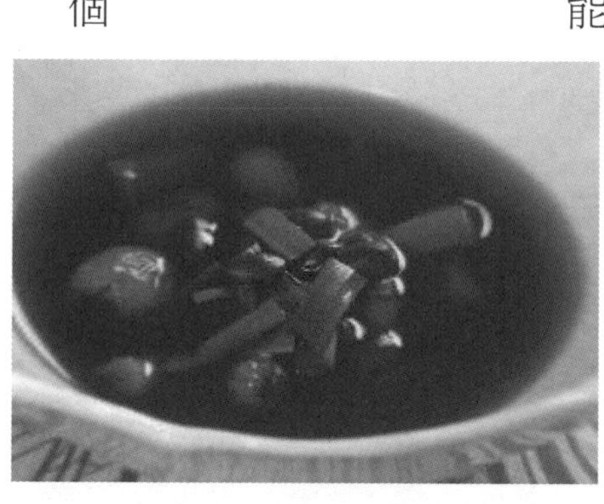

療程。兩個療程之間要間隔三天。

功效與主治：高血脂症。

禁忌：服藥之前暫停其他藥物。

●降脂湯

材料：桑寄生18克，何首烏20克，黃精20克。

製作方法：適量水煎汁。

用法用量：每日1劑。

功效與主治：高血脂症。

第三節 糖尿病偏方九則

●二皮飲

材料：西瓜皮15克，冬瓜皮15克，天花粉12克。

製作方法：一起加水煎汁。

用法用量：每日2次，每次半杯。

功效與主治：適用於糖尿病口渴、尿濁等症。

（2）

材料：葛根粉30克，白米60克。

製作方法：白米淘洗乾淨煮粥，粥成加入葛根粉調勻。

用法用量：分2餐食用。

功效與主治：糖尿病。

（3）
材料： 新鮮苦瓜150克，食鹽、麻油各適量。
製作方法： 苦瓜洗淨切碎煮粥，加入食鹽、麻油調味。
用法用量： 當作素菜每天食用一次。
功效與主治： 糖尿病。

（4）
材料： 黑木耳、扁豆各等分。
製作方法： 晾乾研末，裝瓶備用。
用法用量： 每次服用9克，溫水送服。
功效與主治： 糖尿病。

（5）
材料： 泥鰍10條，乾荷葉3張。
製作方法： 泥鰍洗淨去腸泥去頭尾，陰乾碾成碎末；荷葉碾末，等量混合，裝瓶備用。
用法用量： 每次服用10克，口渴時再服。

功效與主治：糖尿病。

（6）

材料：鮮番薯葉150克，冬瓜100克。

製作方法：加水煎煮，濾渣取汁。

用法用量：隨量服用。

功效與主治：糖尿病。

（7）

材料：經霜棕櫚子（陳舊者為佳）適量。

製法用法：水煎汁代茶飲。

功效與主治：糖尿病。

禁忌：服藥期間禁食魚腥、肉類。

（8）

材料：桃樹膠15～25克，玉米鬚30～60克。

製法用法：煎汁隨量飲用。
功效與主治：糖尿病。

（9）

材料：乾生薑末50克，鯽魚膽汁3個。
製法用法：一起調和製成藥丸大小，每次服用五到六丸，白米湯送服。
功效與主治：糖尿病。

●山藥粥

材料：生山藥60克、粳米60克、酥油適量。
製作方法：
①山藥洗淨去皮，搗成糊狀；粳米洗淨。
②粳米加水煮粥；山藥用酥油炒過，凝固，揉碎後放入粥中攪勻。
用法用量：早點隨意食用。
功效與主治：氣陰兩虛或陰陽兩虛型糖尿病。

●生地黃粥

材料：鮮生地150克，粳米50克。

製作方法：生地洗淨搗爛，用乾淨的紗布絞汁；粳米洗淨煮粥，放入地黃汁攪勻文火煮片刻即可。

用法用量：每天一兩次，隨量食用。

功效與主治：具有清熱涼血和養陰生津的作用，對於陰虛熱盛型糖尿病有明顯的輔助療效。

第四節 感冒偏方六則

●感冒茶

材料：羌活30克，白芷12克，黃芩15克。

製作方法：沸水沖泡。

用法用量：每天飲用一劑，隨時溫服。

功效與主治：此藥茶是河南民間治療外感風寒的民間驗方，對於外感風寒鼻塞流鼻涕、惡寒發燒等症狀都有良好的輔助療效。

●白芷荊芥茶

材料：香白芷30克，荊芥穗、茶葉各3克。

製作方法：香白芷和荊芥穗一起研磨成細末，搭配茶葉沸水沖泡。濾渣取汁。

用法用量：每天飲用兩次，每次服用6克。

功效與主治：此藥茶來自於醫書《百一選方》，具有祛風散寒和解表止痛的作用。對於風寒感冒初起鼻塞流清鼻涕、頭痛牙痛、惡寒發燒等症狀都有明顯輔助療效。

●清熱止嗽茶

材料：甘菊花、炙枇杷葉、霜桑葉各6克，廣皮、酒黃芩各3克，生地、焦枳殼各4.5克，鮮蘆根2支。

製作方法：將蘆根洗淨切碎，其他材料洗淨研末，適量清水煎煮，濾渣取汁。

用法用量：溫熱飲用，每天服用一劑。

功效與主治：具有宣肺止咳和清熱解表的作用，對於外感風熱、噁心多痰、大便乾結、口渴咽乾和肺熱咳嗽等症都有良好的治療效果。

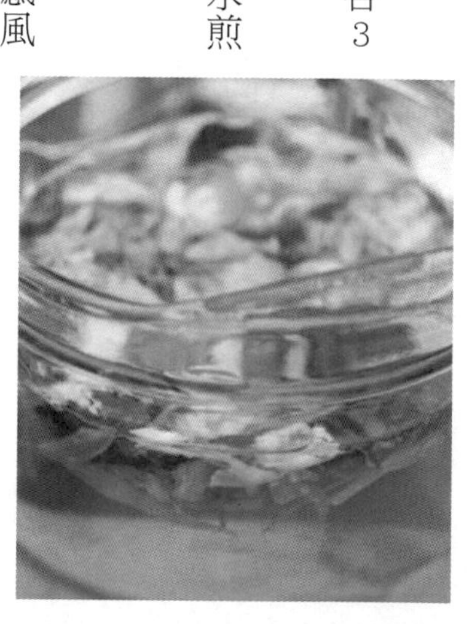

●薑糖茶

材料：生薑和紅糖各適量。

製作方法：生薑洗淨切片，用開水沖泡。

用法用量：每天一兩次，隨時溫熱服用。

功效與主治：此藥茶具有發汗解表、溫中和胃的作用。對於因風寒感冒所引起的惡寒發燒、咳嗽疼痛、無汗、嘔吐噁心、胃痛腹脹等症狀都有明顯的輔助療效。

●薑蘇茶

材料：生薑和蘇葉各3克。

製作方法：

①蘇葉溫水浸泡洗淨，撕碎；生薑洗淨，切成細絲。

②生薑和蘇葉一起放杯中，開水沖泡，蓋蓋子燜十分鐘左右，代茶飲用。

用法用量：每天上午、下午各一次，每天兩劑，溫服。

功效與主治：此藥茶簡單實用，是家庭防病保健常用茶，具有理氣和胃和疏風散寒的作用，對於風寒感冒所引起的頭痛發燒、噁心嘔吐、腹脹胃痛等都有療效。

●蘇羌茶

材料：紫蘇葉、羌活、茶葉各9克。

製作方法：將三味材料洗淨醃漬成粗末，沸水沖泡即可。

用法用量：每天服用一劑，隨時溫熱服用。

功效與主治：適用於風寒感冒引起的各種症狀，是家庭簡易有效的藥茶療法。

第五節 痔瘡偏方三則

（1）

材料：烏梅、五倍子各10克，苦參15克，射干、炮山甲各10克，煅牡蠣30克，火麻仁10克。

製作方法：清水適量煎汁。

用法用量：內服，飲汁，每天服用兩次，每天一劑。

功效與主治：具有清熱解毒和潤腸通便的作用，適用於痔瘡。

（2）

材料：槐花、地榆各10克，仙鶴草、旱蓮草、側柏葉各15克，枳殼10克，黃芩5克，胡麻仁15克，勒萊莧30克。

製作方法：用水煎汁，濾渣取汁。

用法用量：內服，飲汁。每天一劑，早晚各一次。也可作外用，燻洗患處。

功效與主治：具有清腸利濕、止血的作用，適用於痔瘡。

（3）

材料：生豆腐渣和白砂糖各適量。

製作方法：將生豆渣鍋內炒乾，研末。

用法用量：內服。白砂糖水送服，每天三次，每次9克。

功效與主治：適用於血痔。

來源：源於《危氏方》。

第六節 便秘偏方十則

（1）

材料：麻仁、杏仁、瓜蔞各等分，白蜜適量。

製作方法：上述材料一起研末，加入白蜜煉製成紅棗大小的丸子。

用法用量：每天服用2～3丸，溫開水送服。

功效與主治：本方清熱潤腸，適用於熱結所致的便秘。

（2）

材料：香蕉一兩根，冰糖適量。

製作方法：香蕉去皮，加入冰糖一起隔水燉煮。

用法用量：每天服用一兩次，連續服用數日。

功效與主治：本方適用於津枯腸燥之便秘。

（3）

材料：鎖陽、桑葚各15克，蜂蜜30克。

製作方法：桑葚溫水浸泡洗淨，鎖陽切片，一同煎汁，入蜂蜜調勻。

用法用量：分兩次服用。

功效與主治：本方適用於氣虛之便秘。

（4）

材料：蜜糖30克，金銀花15克。

製作方法：金銀花溫水浸泡，煎汁去渣，涼後放入蜜糖調勻。金銀花要煎成兩碗汁液，裝在瓶子中備用。

用法用量：隨量服用。

功效與主治：本方清熱通便，適用於熱結所致的便秘。

（5）

材料：馬鈴薯適量。

製作方法：馬鈴薯洗淨去皮壓碎榨汁。

用法用量：晨起空腹以及午餐前各服用半杯。
功效與主治：適用於各種原因引起的便秘。

（6）
材料：生軍4克，白糖適量。
製法用法：用沸水沖泡代茶，不拘時不拘量頻飲。
功效與主治：本方適用於熱結之便秘。

（7）
材料：栗子粉、玉米粉各30克，芝麻仁、大麻仁、紅糖各適量。
製作方法：將大麻仁研末；芝麻仁洗淨，瀝乾水分，鍋內乾炒出香味。大麻仁粉和芝麻粉，連同玉米粉、栗子粉和紅糖，用適量清水攪勻做成糕坯，旺火蒸15分鐘到20分鐘。
用法用量：每天早晨隨量食用一次。
功效與主治：本方補腎，潤腸，適用於氣虛便秘。

（8）

材料：老雄鴨1隻，沙參、玉竹各50克，蔥、薑、食鹽和味精各適量。

製作方法：

①鴨子去毛去內臟洗淨，瀝乾水分；沙參和玉竹洗淨。

②鍋內加適量清水，放入老鴨、玉竹和沙參，放入蔥、薑，旺火開過，改用文火慢燉一個小時，鴨肉爛熟後放入食鹽和味精調味。

用法用量：隨量食用。

功效與主治：本方適用於肺虛久咳，胃陰虧損之腸燥便秘。

（9）

材料：粳米、豬脊瘦肉各150克，茴香、食鹽、香油、川椒粉各少許。

製作方法：粳米淘洗乾淨，里脊肉洗淨切塊，用香油稍微炒一會兒，入粳米和清水適量，一起煮粥。豬肉和粳米軟爛後放入食鹽、茴香、川椒、食鹽調味。

用法用量：早晚空腹隨量食用。

功效與主治：本方適用於熱病傷津之便秘。

（10）

材料：粳米40克，菠菜250克。

製作方法：菠菜洗淨切段，粳米淘洗淨煮粥，粥將熟時放入菠菜。

用法用量：隨量食用。

功效與主治：本方和中通便，適用於體弱、久病大便澀滯不通。

第七節
失眠偏方十則

（1）

材料：黨參、白朮、當歸、茯神、遠志、龍眼肉、陳皮各10克，炙黃耆12克，炒棗仁15克，首烏藤30克，木香、炙甘草各6克。

製法用法：上述材料加水煎汁，隨量飲用。有助於治療失眠。

（2）

睡前吃適量花生醬有助於睡眠。花生醬中含有一種色氨酸，有引人入睡的作用。

（3）

材料：芹菜根90克，酸棗仁9克。

製法用法：水煎服，隨量飲用。

（4）

材料：豬心1個，三七、蜂蜜各30克。

製作方法：豬心洗淨切開去除筋膜，切片，和三七煮湯，加入蜂蜜調勻。

用法用量：吃肉飲湯，隨量食用。

功效與主治：對失眠有療效。

（5）

材料：雞蛋2個，枸杞15克，紅棗10顆。

製作方法：枸杞和紅棗溫水浸泡洗淨，一起加水煮半個小時，打入雞蛋煮熟即可。

用法用量：每天服用兩次。

功效與主治：主治失眠、健忘。

（6）

材料：乾龍眼肉、芡實各15克，粳米100克，去心蓮子6克，白糖適量。

製作方法：粳米洗淨；芡實煮熟去掉外殼，搗成碎米狀；乾龍眼肉溫水浸泡洗淨；芡實、粳米和蓮子、乾龍眼肉一起煮粥，粥成後加入白糖調勻。

用法用量：每天服用一劑。

（7）

取新鮮花生葉適量，洗淨用開水沖泡，花生葉色澤淡後即可飲用。此法有助於失眠的治療。

（8）

材料：丹參、遠志、石菖蒲、硫黃各20克，白酒適量。

製作方法：上述中藥藥材一起研末，加白酒調和成膏狀。

用法用量：將膏藥貼於肚臍上，墊上棉花用紗布固定，每晚換一次藥。

（9）

材料：枸杞30克，炒棗仁40克，五味子10克。

製作方法：上述材料研末混合均勻，分成五等份。

用法用量：每天沖飲一份，代茶頻飲；或日飲3次，但每次不少於500毫升。

（10）

材料：鮮丹參16克，鮮酸棗根30克。

製作方法：一起煎汁飲用。

用法用量：每天飲用兩次。

功效與主治：主治失眠、健忘、夜多怪夢。

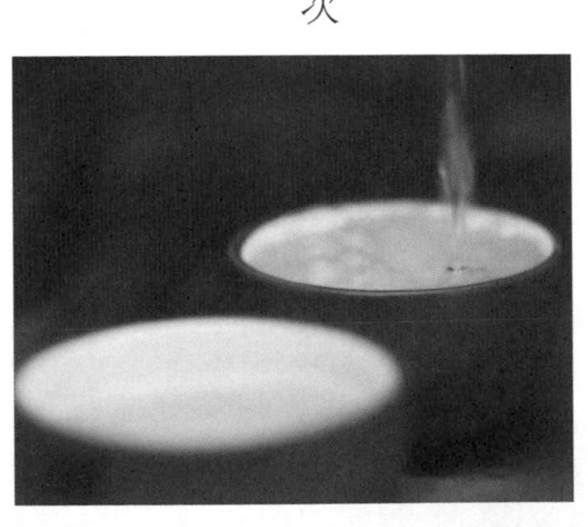

第八節 皮膚病偏方九則

1、治療斑禿偏方四則

（1）
材料：雞內金100克。
製作方法：雞內金炒製研末。
用法用量：一天三次，每次1.5克，飯前溫服。
功效與主治：治療斑禿。

（2）
材料：茯苓500克，每服6克。
製作方法：研為細末。
用法用量：一天服用兩次，白開水沖服，以髮根生出即可停藥。
功效與主治：長期服用治療斑禿。

（3）

材料：生地、熟地、側柏葉各15克，當歸、黑芝麻、何首烏各20克。

製作方法：將上述材料溫水煎服。

用法用量：每天服用一劑，早晚分服。

功效與主治：治療斑禿。

（4）

材料：側柏葉120克，全當歸60克。

製作方法：上述材料焙乾，一起研碎成末，用適量清水調製成9克重的丸子。

用法用量：每天一次一丸，淡鹽水送服。

功效與主治：治療斑禿。

2、治療皮膚瘙癢偏方五則

（1）

材料：金銀花10克，枇杷4個。

製法用法：枇杷洗淨去核搗爛，加入金銀花用開水沖服，代茶飲，不拘時，不拘量。

功效與主治：對血熱風型皮膚搔癢治療效果顯著。此種類型的皮膚搔癢特徵：皮膚搔癢難耐，隨著溫度增加而加重，撓抓後呈現出條狀的血痕，並且有口乾心煩、舌苔薄黃、舌尖紅和脈弦數等症狀。

（2）

材料：泥鰍30克，紅棗15克，食鹽適量。

製作方法：泥鰍去質洗淨，紅棗溫水浸泡洗淨，一起煎汁，加鹽調味。

用法用量：每天服用一次，連續服用十天到十五天。

功效與主治：對於血虛風燥型皮膚搔癢很有療效。此種類型的皮膚搔癢特徵：皮膚乾燥，身體抓痕遍布，並且有頭暈眼花、舌苔淡白、臉色無光等症狀。

（3）

材料：大浮萍、過塘蛇和銀花藤250克，地茶和土荊芥120克，樟木葉90克。

製作方法：以上材料均為鮮品，用水煎服。

用法用量：隨量飲用。

功效與主治：風熱引起的皮膚搔癢療效顯著。

（4）馬尾松針60克用水煎服，可治皮膚瘙癢。

（5）野艾和豨薟草各15克，一起用水煎服，或者塗抹患處，可治皮膚瘙癢。

第九節 五官偏方十四則

1、治療牙痛偏方八則

（1）
材料：露蜂房和純酒精各適量。
製法用法：純酒精倒在露蜂房上點火燃燒，燒成黑灰色時，蘸取塗抹在牙痛處。
功效與主治：有效治療牙痛，四、五分鐘即可止痛。

（2）
材料：生豬油、新棉花各少許。
製法用法：豬油用棉花烤熱，咬在牙痛之處，一次一換，反覆數次。
功效與主治：治療牙痛。

（3）
材料：六神丸一兩粒。

用法用量：六神丸碾碎放在痛牙牙齦上，每天一次，每次五分鐘到十分鐘。
功效與主治：治療牙痛。

（4）
材料：杏仁15克，食鹽少許。
製作方法：杏仁去皮尖，加鹽煎湯。
用法用量：含漱，每天三、四次，不要吞嚥。
功效與主治：治療牙痛。

（5）
材料：雞蛋1個，白酒100毫升。
製作方法：雞蛋敲破去蛋黃，蛋清和白酒攪勻調糊。
用法用量：睡前服用。
功效與主治：治療牙痛。

（6）
材料：五倍子、川椒各60克，雄黃6克，白酒適量。
製作方法：一起研碎成末，用紗布包成黃豆粒大小，用白酒浸泡備用。

用法用量：牙痛時取一粒放在患牙上咬十分鐘。
功效與主治：治療牙痛。

（7）
材料：核桃仁50克，白酒100克。
製作方法：白酒煮開，放核桃仁浸泡，蓋蓋子待涼。
用法用量：牙痛時取核桃仁咀嚼嚥下。
功效與主治：治療牙痛。

（8）
材料：白酒和白糖各適量。
製作方法：取搪瓷杯，將白酒和白糖放入，用小火熬成糊狀。
用法用量：牙痛時喝一口將患牙浸泡，然後嚥下再喝，一天含服三、四次。
功效與主治：治療牙痛。
注意：用藥後頭一天牙痛會加重，第二天症狀就可緩解。

2、治療耳聾、耳鳴偏方六則

（1）

材料：當歸15錢，黑豆30克，紅糖30克。

製作方法：上述材料用水煎汁。

用法用量：飲汁，每天兩次。

功效與主治：治療耳鳴、耳聾，兩週內見效。

（2）

材料：菊花、蘆根和冬瓜皮各30克。

製作方法：上述材料用水煎汁。

用法用量：飲汁，每天兩次。

功效與主治：治療耳鳴耳聾，兩週內見效。

（3）

材料：熟地50克、黃柏和石菖蒲各10克。

製作方法：將上述材料放入砂鍋內加水500毫升，濃煎為250毫升。

用法用量：溫服，每日1劑。

功效與主治：對陰虛火旺所致的耳鳴、耳聾療效較好。

（4）

材料：百合90克。

用法用量：隨量食用。

功效與主治：對陰虛火旺所致的耳鳴及聽力減退療效較好。

（5）

材料：鮮蘆根、瓦松、車芯草各10克。

製作方法：將上述材料加適量水煎汁。

用法用量：隨量當茶飲，一個月為一個療程。

功效與主治：能有效治療耳聾耳鳴。

（6）

靈磁石10克，適量水煎汁，去渣取汁，飲汁，一天兩次，十天為一個療程，有效治療耳聾耳鳴。

第十節　女性不孕不育偏方六則

（1）

材料： 紫石英15～30克，川椒1.5克，川芎6克，川續斷、川牛膝、仙靈脾、當歸各12～15克，菟絲子、枸杞、丹皮、香附、赤白芍各9克，桂心6克。

製作方法： 以上材料一起煎汁。

用法用量： 每天服用兩次，每天一劑。

功效與主治： 本方適用於排卵障礙性不孕症。

（2）

材料： 桃仁、紅花、川芎、當歸、丹參、山梔、地榆炭、延胡、甘草各40克。

製作方法： 上述材料一起煎汁。

用法用量： 1日1劑，分2次服。

功效與主治： 治療宮外孕。

（3）

材料：丹參、花蕊石各15克，赤芍、桃仁各9克，乳香、沒藥各5克，槐花10克。

製作方法：加水煎汁。

用法用量：1日1劑，分2次服。

功效與主治：治療子宮外孕。

（4）

材料：益母草30克，當歸15克，雞蛋2個。

製作方法：

①用清水兩碗將上述材料煎汁，煎取汁液一碗，濾渣。

②雞蛋煮熟後冷卻剝去外殼，用筷子扎幾個小孔，用藥液煮片刻。

用法用量：喝藥液吃雞蛋，每週服用兩三次，一個月為一個療程。

功效與主治：治療女性不孕。

●助長發育湯

材料：生黃耆、雞血藤各30克，透骨草、當歸各15克，川芎10克。

製作方法：用水煎汁。

用法用量：飲汁，月經期間連服數劑。

功效與主治：治療子宮發育不良性不孕。

（6）

材料：生蒲黃、五靈脂各25克，生大黃12克，三七6克，郁金10克。

製作方法：一起研末。

用法用量：每天兩次，每次3克，溫開水送服。經前10天開始服用。

功效與主治：治療子宮內膜增生不孕。

第十一節 幼兒百日咳偏方七則

（1）

材料：百部20克、桔梗15克、甘草6克、大蒜2～3瓣。

製作方法：上述材料用水煎汁。

用法用量：飲汁，一天服用兩三次。

功效與主治：具有宣肺止咳解毒的療效，有效治療幼兒百日咳。

（2）

材料：紫皮大蒜1球，桔餅1個，蜂蜜適量。

製作方法：大蒜去皮切碎，桔餅切碎，一起煎煮，取汁去渣，加蜂蜜調勻。

用法用量：一天服用兩三次。

功效與主治：治療幼兒百日咳。

（3）

材料：冬瓜子15克，蜂蜜適量。
製作方法：冬瓜子洗淨煎汁，取汁，入蜂蜜調勻。
用法用量：飲汁，隨量服用。
功效與主治：治療幼兒百日咳。

（4）

材料：板栗葉15克、玉米穗30克，冰糖適量。
製作方法：加水三杯，慢火煎熬，湯液剩下一杯水時，濾渣，入冰糖調勻。
用法用量：一天內分為三次喝完。
功效與主治：治療幼兒百日咳。

（5）

材料：胡蘿蔔120克、紅棗10顆。
製作方法：胡蘿蔔洗淨切碎，紅棗溫水浸泡洗淨。一起用三杯水煎汁，湯液煎至一杯即可。
用法用量：隨量飲用。

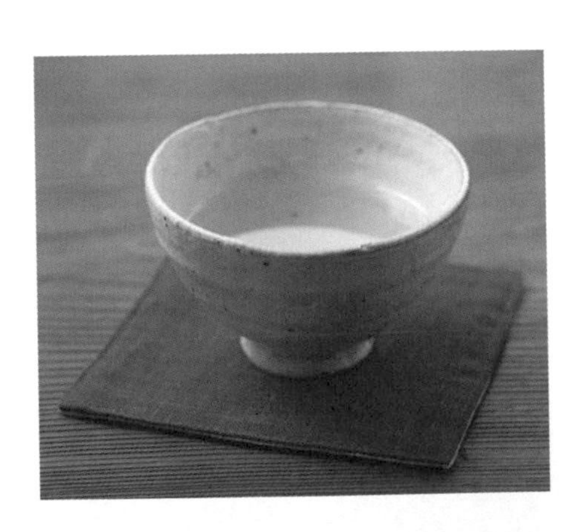

功效與主治：治療幼兒百日咳。

（6）

材料：雞苦膽一個，白糖適量。

製作方法：雞苦膽刺破取汁，入白糖調勻。

用法用量：每天服用兩三次。一週歲以下小孩三天服用苦膽一個；兩週歲以下的小孩，兩天服一個；兩週歲以上的小孩，每天服一個。

功效與主治：消炎、鎮咳、去痰，治療幼兒百日咳。

（7）

材料：豬苦膽1個，澱粉適量，砂糖500克。

製作方法：苦膽汁烘乾研末，取等量的澱粉，和砂糖混合攪勻即可。

用法用量：一天服用兩三次，每次服用0.3克，溫糖水送服。

功效與主治：治療幼兒百日咳。

第十二節 幼兒夜啼哭偏方五則

（1）

材料：乾薑1～3克，高良薑3～5克，粳米100克。

製作方法：乾薑、高良薑洗淨煎汁，濾去渣滓；粳米淘洗乾淨；藥汁和粳米一同煮粥。

用法用量：隨量食用。

功效與主治：對於因脾臟虛寒所致的幼兒夜啼有效。

（2）

材料：蓮子心2克，生甘草3克。

製作方法：一起用開水沖泡。

用法用量：不拘時不拘量隨飲。

功效與主治：適用於心火熾盛所致幼兒夜啼。

（3）

材料：黃連3克，乳汁100毫升，食糖15克。

製作方法：清水適量加黃連煎汁30毫升，放入乳汁和食糖調勻。

用法用量：隨量服用。

功效與主治：適用於幼兒心經有熱，夜啼不安。

（4）

材料：淡竹葉30克，粳米50克，冰糖適量。

製作方法：粳米淘洗乾淨；淡竹葉洗淨加水煎汁，濾渣，藥汁和粳米一同煮粥，加入冰糖調勻。

用法用量：早晚各服用一次，溫服。

功效與主治：適用於心火熾盛之夜啼。

（5）

材料：蟬蛻9克，雞內金15克。

製作方法：上述材料用小火焙脆，研成細末。

用法用量：沖飲，每天三次，每次一克。

功效與主治：適用於幼兒夜驚啼哭。

第十三節 幼兒咳嗽偏方七則

●玉竹粥

材料：玉竹15克（鮮者加倍）粳米50克。

製作方法：玉竹洗淨切碎煎汁；粳米洗淨加適量水，放入玉竹液一起煮粥。

用法用量：早晚兩次溫熱食用，七天為一個療程。

功效與主治：主治幼兒咳嗽。

●百合梨糖

材料：百合10克（鮮百合更好，用量加倍），梨1個，白糖15克。

製作方法：百合洗淨，梨洗淨切片去核，和白糖一起放碗內隔水蒸熟。

用法用量：一天兩次，一次一劑。

功效與主治：主治幼兒咳嗽。

●花生煲冰糖

材料：花生100～150克，冰糖適量。

製作方法：花生洗淨，加清水適量和冰糖一起煮熟即可。

用法用量：吃花生喝湯，一天分三次吃完。

功效與主治：主治幼兒咳嗽。

●銀耳羹

材料：銀耳5克，雞蛋1個，冰糖60克，豬油適量。

製作方法：

①銀耳溫水浸泡半個小時，泡發後擇去雜質，分成片狀，加清水適量，旺火煮沸後小火燉兩個小時，至銀耳軟爛為止。

②將冰糖加水煮至融化，打入雞蛋攪勻，煮沸後倒入銀耳鍋中，入豬油調味即可。

用法用量：隨量食用。

功效與主治：主治幼兒咳嗽。

●蔗漿粥

材料：新鮮甘蔗若干，粳米50克。

製作方法：粳米洗淨加水400毫升煮粥；甘蔗洗淨切塊榨汁，取甘蔗汁150毫升入粥攪勻即可。
用法用量：每天早晚各一次溫服。
功效與主治：主治幼兒咳嗽。

●大蒜白糖汁

材料：大蒜頭15克，白糖30克。
製作方法：大蒜去皮搗爛，用開水500毫升，連同白糖一起浸泡攪勻，浸泡五個小時即可。
用法用量：每天服用一劑，分3次服，連服4～5天。
功效與主治：主治幼兒咳嗽。

●松子仁粥

材料：松子仁20克，糯米50克，蜂蜜適量。
製作方法：松子仁洗淨搗碎成泥狀；糯米淘洗乾淨；一起加水500毫升文火煮成粥，調入蜂蜜攪勻即可。
用法用量：早晚分2次溫熱服食。
功效與主治：主治幼兒咳嗽。

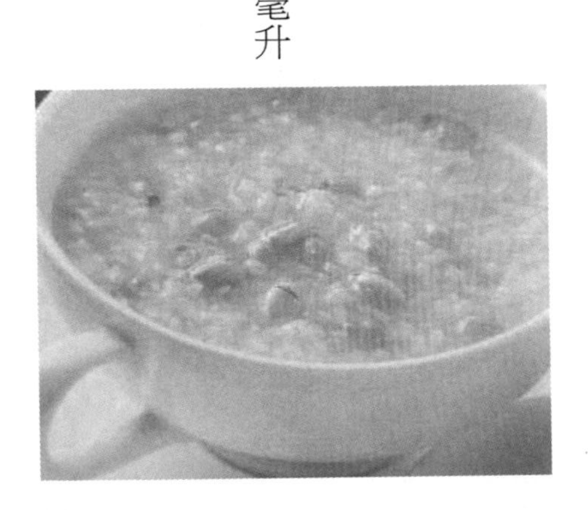

第十四節 跌打損傷偏方一則

材料：鮮八仙草50克，酒適量。

製作方法：將鮮八仙草煎汁，濾渣取汁，加酒適量攪勻。

用法用量：內、外服結合。隨量服用藥酒，另外取八仙草敷傷處。

功效與主治：跌打損傷。

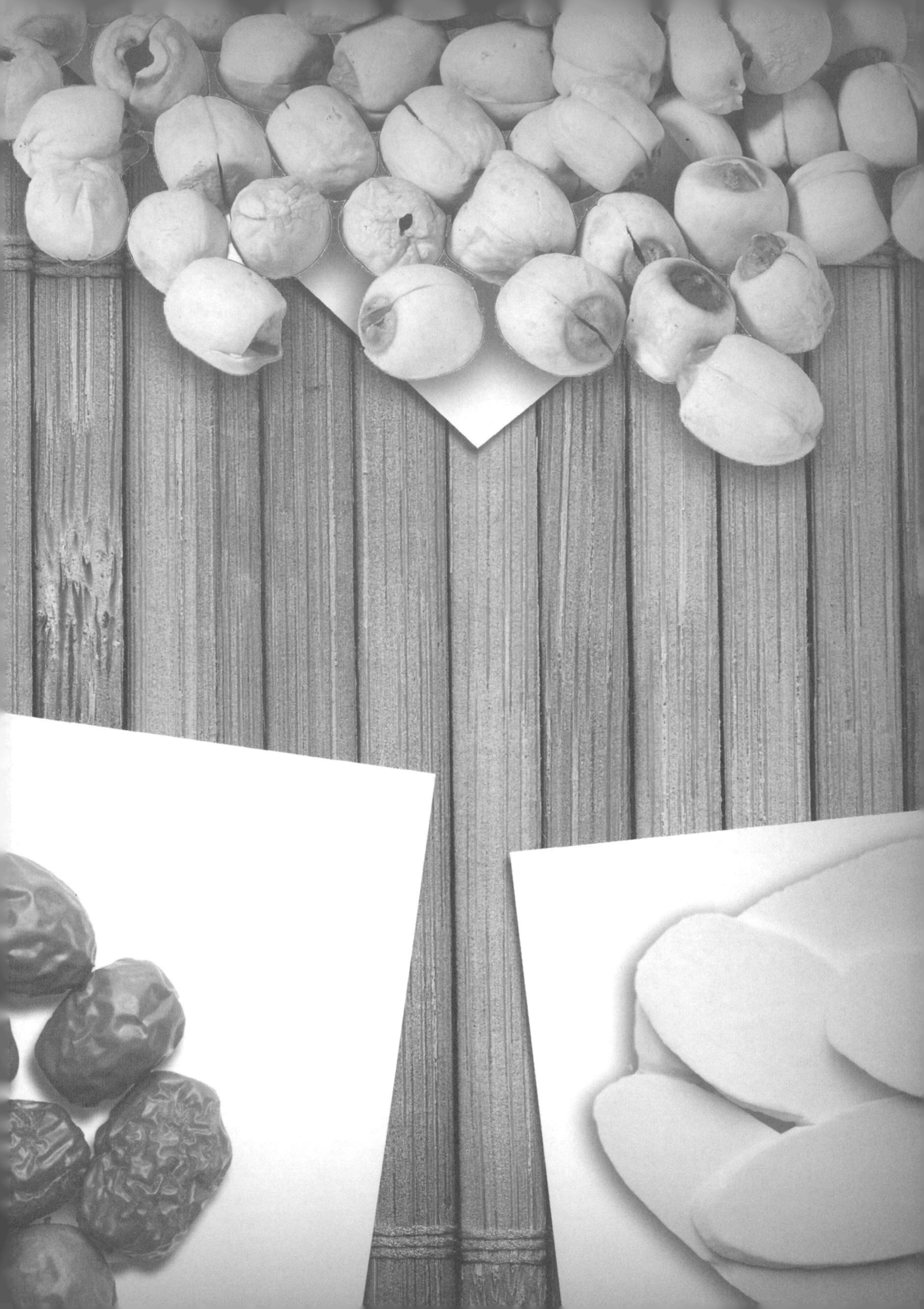

第四章

健康食療知識

第一節 會吃才會更健康

1、食療作用不可低估

科學合理的飲食方法，是維持人體健康的根本。研究顯示，人體的很多疾病是由於不合理的飲食方法所致的。中醫更是認為，對於一些慢性病，長期的、科學的食療食補，要比吃藥更具有保健作用。

第一、防癌多吃膠原蛋白。

醫學專家研究認為，膠原蛋白是人體重要的防癌物質。人體的組織是由膠原纖維和細胞組成的，類似於樓房的水泥和磚頭。膠原纖維能抑制人體有害細胞的生長。如果人體缺乏膠原蛋白等「硬蛋白」，就有可能誘發痔瘡、癌症等疾病。

膠原蛋白存在於動物的骨骼、筋腱、皮、牙齒、血管和韌帶中。多吃上述食品，能為人體補充必要的硬蛋白。人體的纖維細胞能夠把膠原蛋白合成膠原纖維，癌細胞受到膠原纖維的控制和包裹，就不會瘋狂生長和轉移。

第二、多吃肉皮凍能稀釋血液。

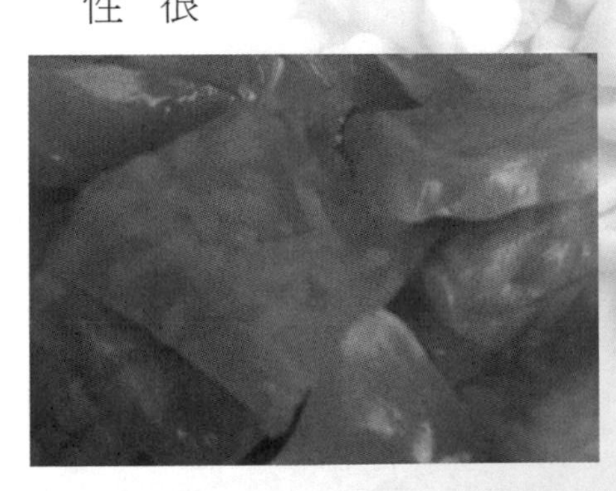

一些高黏血症，比如糖尿病和動脈硬化，目前沒有特效藥來使其恢復正常。而每天適量進食肉皮凍，能夠稀釋血液，抑制血栓的形成。這是因為肉皮中富含角蛋白，角蛋白具有擴張血容量、提高血漿的滲透壓和充分稀釋血液的功能。

第三、含鐵食品能改善貧血。

有慢性貧血病症的患者，需要定期輸血、打補血針或者吃補血藥，又麻煩，價格也昂貴，還要遭受針刺之苦。多吃富含鐵質的食品，比如豬血、鴨血、豬肝、牛肝等動物肝臟，能有效改善貧血狀態，而不必定期打補血針吃補血藥。動物血液和肝臟富含的鐵蛋白，是人體血紅素的中藥材料，能達到藥品所起不到的保健效果。

第四、飲食要粗細、葷素搭配，營養分布均衡。少吃油炸油膩食品。

第五、吃飯要養成定時定量細嚼慢嚥的習慣，這樣有助於消化。

第六、少吃「三白」食品。白糖、白鹽和味精「三白」食品，是食品界的三大殺手，少吃為宜。

第七、飲水要充足，以滋養皮膚，促進內部器官的平衡。

飲食提醒：冰箱不宜存放的七種食品

第一，番茄

番茄在冰箱存放，因為低溫放置的番茄，肉質容易呈現水泡狀，導致散裂和軟爛。同時還會影響番茄的新鮮感。

第二，鮮荔枝

冰箱放置的鮮荔枝表皮容易變黑，果肉也容易變味。鮮荔枝在0℃環境中放一天，表皮變黑，果肉變味。

第三，黃瓜和青椒也不宜在冰箱存放，否則容易被凍傷。

第四，香蕉不宜在冰箱存放。因為香蕉在12℃以下的環境中，果肉容易發黑腐爛。

第五，火腿在低溫冷凍的情況下，裡面的水分會結冰，導致脂肪滲出，容易引起肉質結塊或者鬆散，導致腐敗變味。

第六，冰箱冷存的巧克力一旦拿出來放在室溫環境中，表面就會凝結一層白霜，失去原來的味道。

2、食品和健康的八大原則

原則一：要注重食物的整體營養以及不同食物的營養搭配。人體所需要的營養，是由多個食品綜合供給的，任何一種單一食品，都不會發揮全面營養的效果。

原則二：人體所需的多種維生素，是需要從動植物的食品中攝取的。所以，維生素補充劑並不能代替動植物食品而成為健康的靈丹妙藥。

原則三：植物性食品的營養素要高於動物性食物的營養素，所以日常生活中要注重植物性素食的進食。但這並不意味著動物性食品有所偏廢，均衡合理最重要。

原則四：營養物質決定了基因自身的表現效果。好的營養結構，能使基因發揮好的功能，否則容易導致疾病，所以，飲食營養是一個人健康的根本。

原則五：合理而又科學的飲食營養，能抑制有毒化學物質的不良危害。

原則六：合理科學的膳食營養能有效預防疾病的發生。

原則七：對於慢性病患者有益處的營養，對於健康人的體質也有補益。

原則八：人體全方位的營養，需要科學合理的膳食搭配和營養攝取，良好的生活習慣和飲食習慣相互關聯密不可分。

飲食提示：學會健康飲食歌受益多多

健康食療歌

飯後生梨化痰液，蘋果消食養分高；楊梅開胃祛暑熱，益氣驅風有櫻桃；
香杏生津潤肺腑，西瓜解暑止咳妙；蜜桃爽口益腸胃，酸棗柑桔營養好；
增進食慾數草莓，止咳潤肺枇杷嬌；龍眼滋補勝參芪，荔枝全身能入藥；
鳳梨健胃又止咳，便秘便血吃香蕉；崩漏止痢食石榴，治療紫癜煎紅棗；
涼血止血有蓮藕，栗子補腎強筋好；紫茄驅風通經絡，海帶含碘瘀結消；
大蒜殺菌治痢疾，韭菜補腎暖膝腰；胡椒驅寒又防濕，蔥辣薑湯治感冒；
蕎麥醫治糖尿病，常吃椰菜腫瘤少；紅薯食來好處多，香菇勝過抗癌藥；
白菜通便排毒素，瓜豆消腫又利尿；番茄補血又潤膚，芹菜降壓效率高；
苦瓜清心又明目，黃瓜益智清熱好；玉米抑制膽固醇，山楂降壓抗衰老；
魚蝦豬蹄催母乳，禽蛋益智蛋白高；牛羊豬膽令眼明，牛羊乳奶含鈣高；
花生降脂治貧血，健腦烏髮吃核桃；芝麻潤膚又烏髮，蜂蜜益壽又潤燥；
依據情況選食療，多樣進食營養好；若問食療之根本，平衡膳食最重要。

3、新飲食守則二十五條

健康專家給我們制訂了最有益人體健康、最符合飲食規律的「新一代健康守則」，下列逐條細數，看你知曉多少：

（1）食物要精細、粗糙相互搭配，過精過粗都不好加工過於精細的食品，食物纖維損失很大會導致缺乏營養，而且含有大量的膽固醇和脂肪，經常食用容易誘發胃癌。食品過精細不好，但是過於粗糙也不好。過於粗糙的食品容易導致人體營養不足，同樣也會誘發胃癌和食道癌。所以最恰當的方法是粗細搭配，營養均衡。

（2）早餐營養豐富，午餐要吃飽，晚餐要少吃。國外對一日三餐的描述是：早上吃的像皇帝，中午吃的像平民，晚上吃的像乞丐。可見國內國外對於早中晚三餐的飲食規律是一樣的。

（3）吃水果最適宜的時間是在飯前而不是飯後。那種飯後吃水果能爽口消膩的的習慣是錯誤的，那樣並不能有效發揮水果的營養。

（4）少吃宵夜保護腸胃。經常吃宵夜的人，腸胃無法得到休息，腸胃負擔無限加重，不但影響消化功能，還有可能誘發胃癌。

（5）女生月經期間、臨產前、孕期、更年期和生產後不宜喝茶，要多吃動物肝臟和動物血液製品等可以補血的食品。

（6）下午五點以後人體需要的能量減少，要少吃大餐，以免加重腸胃負擔。

（7）養成每天進食適量新鮮蔬果的習慣。

（8）每天進食適量富含高纖維的粗糧，比如五穀雜糧和豆類，有益身體健康。

（9）想要保持腸胃功能、維持睡眠品質、減少發胖機會，那麼睡前三個小時內最好不要吃任何食品。

（10）果汁中的營養物質要比水果少很多。水果在壓榨成果汁時，因為大量果皮、果肉和果品纖維被去除，導致果汁內的維生素C大量減少。比如蘋果汁，榨取過程中維生素會流失殆盡。購買果汁要認清標籤，看清裡面有哪些營養物質，有些人工添加的營養物質，比如維生素C，能給你帶來有益的營養。

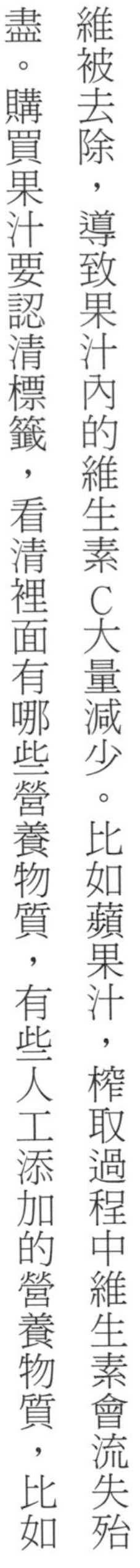

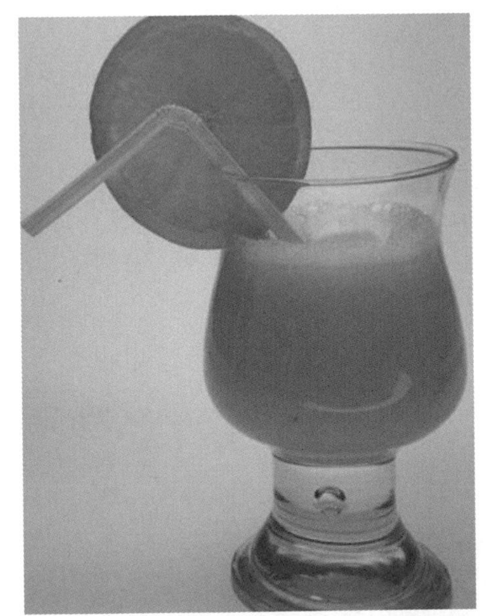

（11）麵包剛剛出爐最好放置一段時間，不宜馬上食用。

（12）少喝酒或者不喝酒，無節制的飲酒酗酒最損害健康。

（13）燒烤、油炸、煙燻和鹽醃的食品屬於不健康食品，盡量少吃。

（14）番茄最好飯後吃，不宜空腹吃。

（15）晨起喝一杯白開水是好習慣，能清腸利便排毒，預防結石。白天多飲水，晚上少喝水。

（16）咖啡飲用不要過量，每天兩杯為宜，否則容易導致胃痛和失眠。
（17）高油脂食品難消化，多吃容易加重腸胃負擔，還容易導致人們昏昏欲睡，少吃為宜。
（18）雞屁股含有致癌物，要捨棄不吃。
（19）檳榔要少吃，否則容易導致口腔纖維化，增加口腔癌的發病機率。
（20）酸梅能有效抗衰老、抗老化，常吃讓你青春永駐。肝火旺盛者宜多食用。
（21）每天一杯檸檬汁、柳柳橙汁，不但可以美白，還可以淡化黑斑。
（22）豆類食品、禽蛋食品和包心菜有助於頭髮的生長。
（23）豆漿一次不要喝太多，也不要加糖和雞蛋飲用。
（24）奶茶高油脂、高熱量，營養價值十分低。長期飲用容易罹患糖尿病、高血壓等疾病，少飲為佳。

4、八大飲食惡習，掠走人體健康

不吃早餐

惡果：損傷腸胃功能，身體能量不足無法保持充沛精力，容易衰老。

知錯就改：堅持吃早餐，將早餐準備得豐盛、味美開胃，是消除惡果的好方法。早餐要注意乾稀和葷素搭配。

晚餐太豐盛

惡果：晚餐過於豐盛不僅容易使人發胖、影響腸胃的消化功能，而且還是睡眠品質的「第一殺手」。

知錯就改：晚餐要做到少吃、吃素和早吃三點。晚餐早吃，可以降低尿道結石的發病率；吃素和少吃能減輕腸胃功能的負擔。

嗜飲咖啡

惡果：咖啡飲用過量的惡果是容易罹患心臟疾病和降低受孕率。

知錯就改：控制住嘴巴盡量少喝。

飲酒過量

惡果：飲酒過量容易導致肝臟酒精中毒，誘發酒精肝、腦病變、造血功能障礙、胃炎和胃潰瘍等疾病，危害生殖細胞，容易造成後代智力低落。

知錯就改：不喝或者少喝白酒，適當飲一些葡萄酒。

保溫杯泡茶

惡果：泡茶水溫在80℃左右最為適宜。保溫杯中泡茶，因為保溫杯良好的保溫性能，會使得茶葉長時間處在高溫水中，不僅會破壞茶葉中的維生素，而且還導致茶香油大量揮發，降低了茶葉的營養和味道。茶葉長時間高溫浸泡，會滲出大量的鞣酸和茶鹼，對人體有害無益。

知錯就改：改用瓷杯或者玻璃杯泡茶。

水果當主食

惡果：水果中雖然富含大量營養物質，但是並不能供給人體所有的營養和熱量。長期用水果當主食，會導致人體缺乏蛋白質等營養物質，營養失衡，引發各種疾病。

知錯就改：多吃水果以外的動植物食品，以期營養平衡。

進食速度過快

惡果：加重腸胃負擔，造成消化不良，容易導致肥胖。

知錯就改：養成細嚼慢嚥的飲食習慣。

飲水不足

惡果：長期飲水不足，會影響腎臟的代謝功能，誘發各種心血管疾病。

知錯就改：多喝水。

第二節 日常食物相剋大全

名稱	禁忌食品
醋	忌海參、羊肉、奶粉。
糖	忌蝦、竹筍、含銅食物。
花椒	忌蔥、蒜、韭菜、萵苣、豆腐。
蜜	不宜與蔥、蒜、韭菜、萵苣、豆腐同食，否則易引起腹瀉。
蝦	嚴禁同時服用大量維生素C，否則可生成三價砷，能致死；不宜與豬肉同食，損精；忌與狗、雞肉同食。
鯉魚	忌糖。
泥鰍	忌朱砂、狗肉。葵菜、赤小豆、鹹菜；不宜與狗肉同食。
海帶	不宜與狗肉同食。
帶魚、平魚、銀魚、黃花魚	忌用牛、羊油煎炸；凡海味均禁甘草；反荊芥。
蝸牛	忌蠍子。
田螺	忌與香瓜、木耳、蛤蚧、冰糖同食；忌與四環素同用。
鯽魚	不宜與芥菜、豬肝、豬肉、蒜、雞肉、鹿肉等同食；忌山藥、厚樸、麥冬、甘草。

鱉肉	忌豬肉、兔肉、鴨蛋、莧菜；忌與薄荷同煮；忌與鴨肉同食，久食令人陰盛陽虛，水腫泄瀉。
黃花魚	忌用牛、羊油煎炸。
龜肉	不宜與酒、果、瓜、豬肉、莧菜同食。
鯰魚	不宜與牛肝同食；忌用牛、羊油煎炸；不可與荊芥同用。
鱔魚	忌用牛、羊油煎炸，忌和狗血、狗肉同食。青色鱔魚有毒，黃色無毒。青色鱔魚有毒，黃色無毒。有毒鱔魚一次吃250克，可致死。
鯖魚	忌用牛、羊油煎炸，不可與荊芥、白朮、蒼術同食。
牡蠣肉	忌和糖同吃。
豬肉	忌與鵪鶉同食，同食令人臉黑；忌與鴿肉、鯽魚、蝦同食，同食令人滯氣；忌與蕎麥同食，同食令人落毛髮；忌與菱角、黃豆、蕨菜、桔梗、烏梅、百合、巴豆、大黃、黃連、蒼術同食；忌與牛肉、驢肉、羊肝同食。
豬腦髓	不可與酒、鹽同食，影響男子性功能。
豬血	忌黃豆，同食令人氣滯；忌地黃、何首烏。
羊肉	忌與豆醬、蕎麥麵、乳酪、南瓜、醋、紅豆、梅乾菜同食；忌銅、丹砂。
雞肉	老雞雞頭不能吃，因毒素滯留在腦細胞內，民間有「十年雞頭生砒霜」的說法；忌與糯米、李子、大蒜、鯉魚、鱉魚、蝦、兔肉同食；忌芥末、菊花。
豬油	不宜與梅子同食。
牛肉	不可與魚肉同烹調；不可與栗子、黍米、蜂蜜同食；不宜與韭菜、白酒、生薑同食。

豬肝	忌與蕎麥、黃豆、豆腐同食，同食發痼疾；忌與魚肉同食，否則令人傷神；忌與雀肉、山雞、鵪鶉肉同食。
牛肝	忌鮑魚、鯰魚；不宜與富含維生素C的食物同食。
鴨肉	忌木耳、胡桃；不宜與鱉肉同食，同食令人陰盛陽虛，水腫泄瀉。
狗肉	忌與綠豆、杏仁、菱角、鯉魚、泥鰍同食；忌用茶；不宜與大蒜同食。
羊肝、羊心	忌與生椒、梅、紅豆、苦筍、豬肉同食；不宜與富含維生素C的蔬菜同食。
驢肉	忌荊芥；不宜與豬肉同食，否則易致腹瀉。
馬肉	不宜與白米（粳米）、豬肉同食；忌生薑、蒼耳。
鵝肉	不宜與鴨梨同吃。
鹿肉	不宜與雉雞、魚蝦、蒲白同食。
雀肉	春夏不宜食，冬三月為食雀季節。不宜與豬肝、牛肉、羊肉同食；忌李子、白朮。
蛋奶 雞蛋	忌與豆漿、甲魚、兔肉、鯉魚肉、生蔥、蒜、柿子同食。 備註：不宜食用生雞蛋；食用加熱時間不宜過長；煮熟的雞蛋不宜用冷水冷卻；不宜用豆漿沖雞蛋食用；不宜多食；保存雞蛋時不宜橫放；炒雞蛋時不宜放味精。
棗	不可與海鮮同食，否則令人腰腹疼痛；不可與蔥同食，否則令人臟腑不合，頭脹。
蘋果	不宜與海味同食（海味與含有鞣酸的水果同吃，則易引起腹痛、噁心、嘔吐等）。
鴨梨	忌鵝肉、蟹；忌多吃；忌與油膩、冷熱之物雜食。

食物	禁忌
橘子	忌與蘿蔔同食，同食誘發甲狀腺腫；忌與牛奶、蟹、蛤同食。
山楂、石榴、木瓜、葡萄	不宜與海鮮類、魚類同食；服人參者忌用；忌鐵器；忌和四環素同吃。
桃子	不宜與鱉肉、龜肉同食。
香蕉	不宜與白薯同食。
柿子	忌與蟹、水獺肉同食，同食腹痛、大瀉；忌與紅薯、酒雞蛋同食。
楊梅	忌生蔥；不宜與羊肛，鰻魚同食。
杏	忌與小米同食，否則令人嘔瀉。
芒果	忌與大蒜等辛物同食。
銀杏（白果）	嚴禁多吃，嬰兒吃10顆左右可致命，三、五歲幼兒吃30～40顆可致命；不可與魚同吃，同食則產生不利於人體的生化反應，幼兒尤忌。
桔子	忌與蟹同食。
白米（粳米）	不可與馬肉同食，不可與蒼耳同食，同食心痛。
黃豆	不宜與豬血、蕨菜同食；服四環素時忌用。
綠豆	不宜與狗肉、榧子同食。
小米（粟米）	不可與杏同食，同食易使人嘔吐、泄瀉；氣滯者忌用。
黑豆	忌與厚樸、蓖麻籽、四環素同用。
紅豆	忌與米同煮，食之發口瘡；不宜與羊肉同食；蛇咬傷，忌食百日；多尿者忌用。嚴禁與橘子同食。

蘿蔔	患甲狀腺腫；忌何首烏、地黃；服人參時忌食；忌與胡蘿蔔同食。
胡蘿蔔	不宜和番茄、蘿蔔、辣椒、石榴、萵苣、木瓜等水果同吃。最好單獨吃或和肉類烹調。
黃瓜	不宜和維生素C含量高的蔬菜如番茄、辣椒等同烹調。
甘薯（紅薯、白薯、地瓜、山芋）	不能與柿子同食，兩者相聚會形成胃柿石，引起胃脹、腹痛、嘔吐，嚴重時可導致胃出血等，危及生命；也不宜與香蕉同吃。
韭菜	不可與菠菜同食，兩者同食有滑腸作用，易引起腹瀉；不可與蜂蜜同食，同食則令人心痛；不可與牛肉同食，同食令人發燒動火。
茄子	忌與墨魚、蟹同食，同食有損腸胃；過熟的茄子不宜食，易中毒。
菠菜	忌韭菜；不宜與豆腐同食，同食使人缺鈣。
小白菜	忌兔肉。
南瓜	不可與羊肉同食，否則易發生黃疸和腳氣；不可與富含維生素C的蔬菜、水果同食。
竹筍	不宜與豆腐同食，同食易生結石；不可與鷓鴣肉同食，同食令人腹脹；不可與糖同食；不宜與羊肝同食。
香菜	不可與一切補藥同食；忌白朮、牡丹皮。

國家圖書館出版品預行編目資料

吃對了，你就是老中醫 / 陳詠德著.
——第一版——臺北市：知青頻道出版；
紅螞蟻圖書發行，2014.2
面；公分——(Health experts；12)
ISBN 978-986-6030-95-6（平裝）

1.食療 2.養生

413.98 103000599

Health experts 12

吃對了，你就是老中醫

作　　者／陳詠德
發 行 人／賴秀珍
總 編 輯／何南輝
美術構成／Chris' office
校　　對／周英嬌、楊安妮、朱慧蒨
出　　版／知青頻道出版有限公司
發　　行／紅螞蟻圖書有限公司
地　　址／台北市內湖區舊宗路二段121巷19號（紅螞蟻資訊大樓）
網　　站／www.e-redant.com
郵撥帳號／1604621-1　紅螞蟻圖書有限公司
電　　話／(02)2795-3656（代表號）
傳　　真／(02)2795-4100
登 記 證／局版北市業字第796號
法律顧問／許晏賓律師
印 刷 廠／卡樂彩色製版印刷有限公司
出版日期／2014年 2月　第一版第一刷

定價 320 元　港幣 107 元

ISBN 978-986-6030-95-6　Printed in Taiwan